Cet album,

réalisé en collaboration

avec les éditions SIMEP

vous est offert par

Marie LE BEC

**Laboratoires CASSENNE**

# OBJECTIF L'HOMME

## LES SECRETS DE L'IMMUNOLOGIE

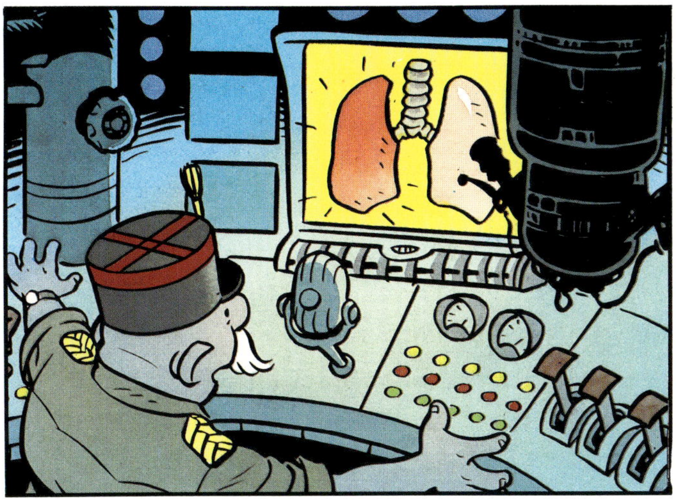

Scénario de Jean-Louis DUPOND
adapté et dessiné par Luc CORNILLON

Mise en couleurs Brigitte FINDAKLY

Direction artistique Jacques TERPANT

**Laboratoires CASSENNE**

# Pourquoi l'Immunologie ?

Parce que le système immunitaire joue un rôle essentiel dans la défense de l'individu contre les agressions et dans la conservation de l'espèce et qu'il est à ce titre l'avenir de l'homme.

Parce qu'il intervient également de manière prioritaire dans les mécanismes intimes de la plupart des maladies, des plus simples (maladies infectieuses bénignes) aux plus sévères (cancers, rhumatismes inflammatoires, collagénoses, SIDA...)

Parce que les laboratoires et les chercheurs ont déjà mis au point certains traitements qui permettent de stimuler le système immunitaire et qu'ils préparent déjà les médicaments de l'an 2000 ; ces nouveaux moyens thérapeutiques feront appel à des substances naturelles, sécrétées normalement par les cellules du système immunitaire, et qui seront utilisées comme amplificateurs ou modérateurs de la réponse immune (interleukines, TNF, interféron, immunostimulants)

Parce que le stress et l'anxiété chronique dépriment le système immunitaire et que de tels états sont observés chez 25 % de la population française.

Parce qu'enfin la connaissance de l'homme est une nécessité pour tout être cultivé, soucieux de son bien-être, de sa santé et de la qualité des relations qu'il entretient avec son environnement.

*J. L. DUPOND*
*Professeur à la Faculté*
*de Médecine de Besançon*



ISBN : 2-225-84204-3

SIMEP : 12, rue de l'Éperon, 75006 Paris

Impression et reliure : Pollina s.a., 85400 Luçon - Avril 1993
N° d'impression : 16252 — Dépôt légal : mai 1993

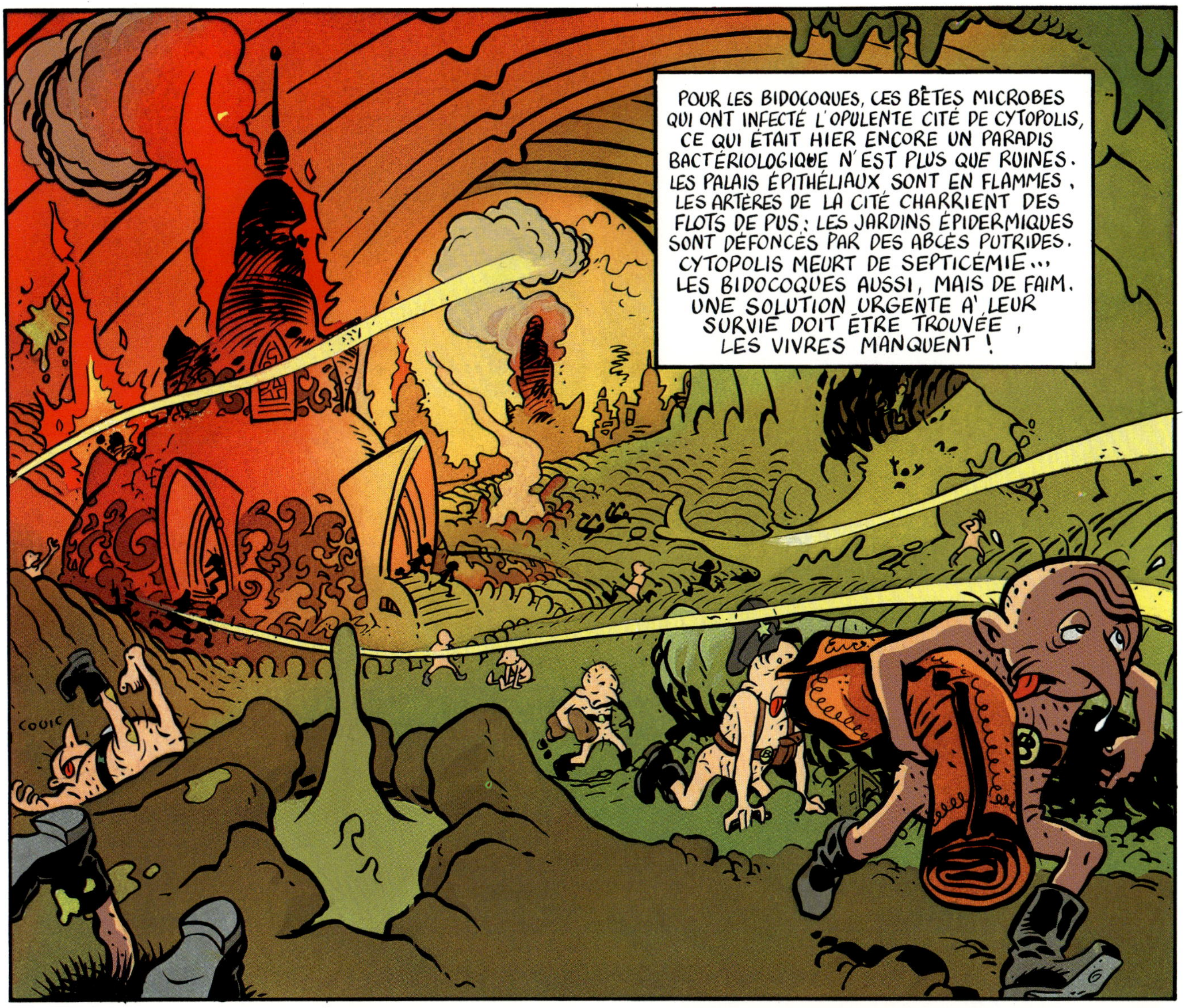


AU 6e JOUR DE L'INFECTION, ANTIGÈNE II, LE ROI DES BIDOCOQUES CROIT AVOIR UNE IDÉE LUMINEUSE: IL CONVOQUE EN URGENCE SON ÉTAT-MAJOR.

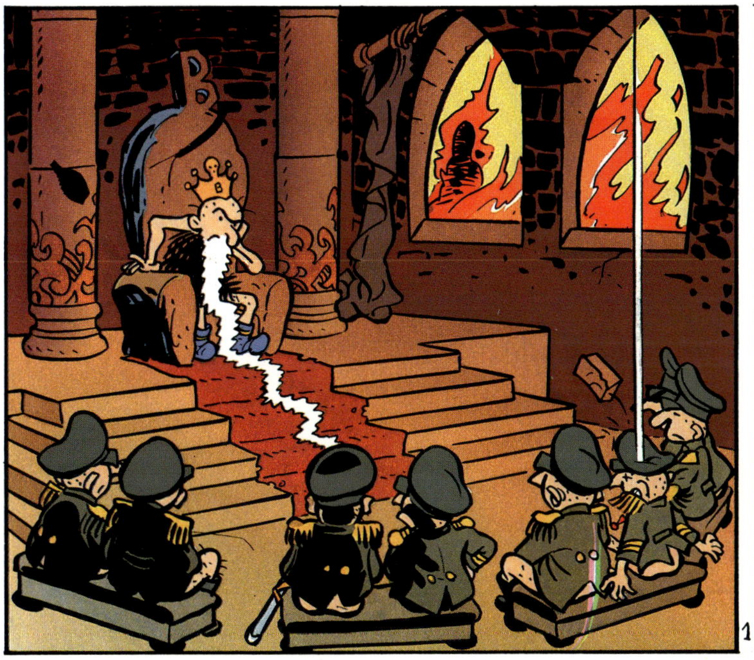

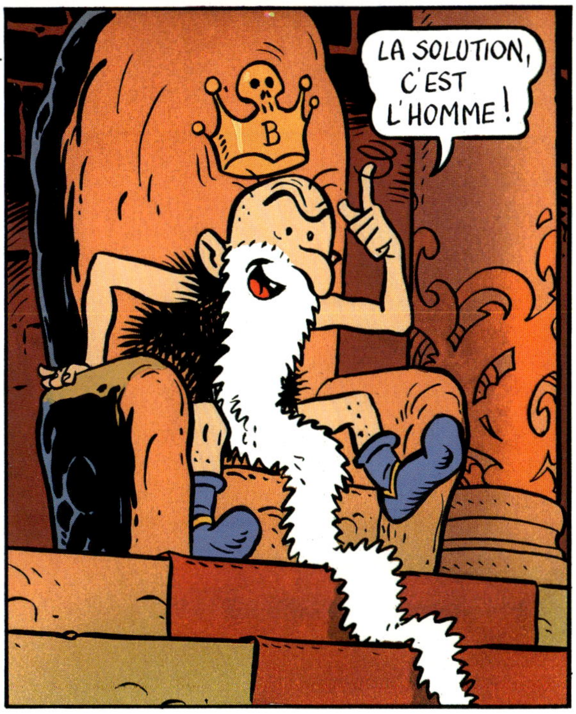

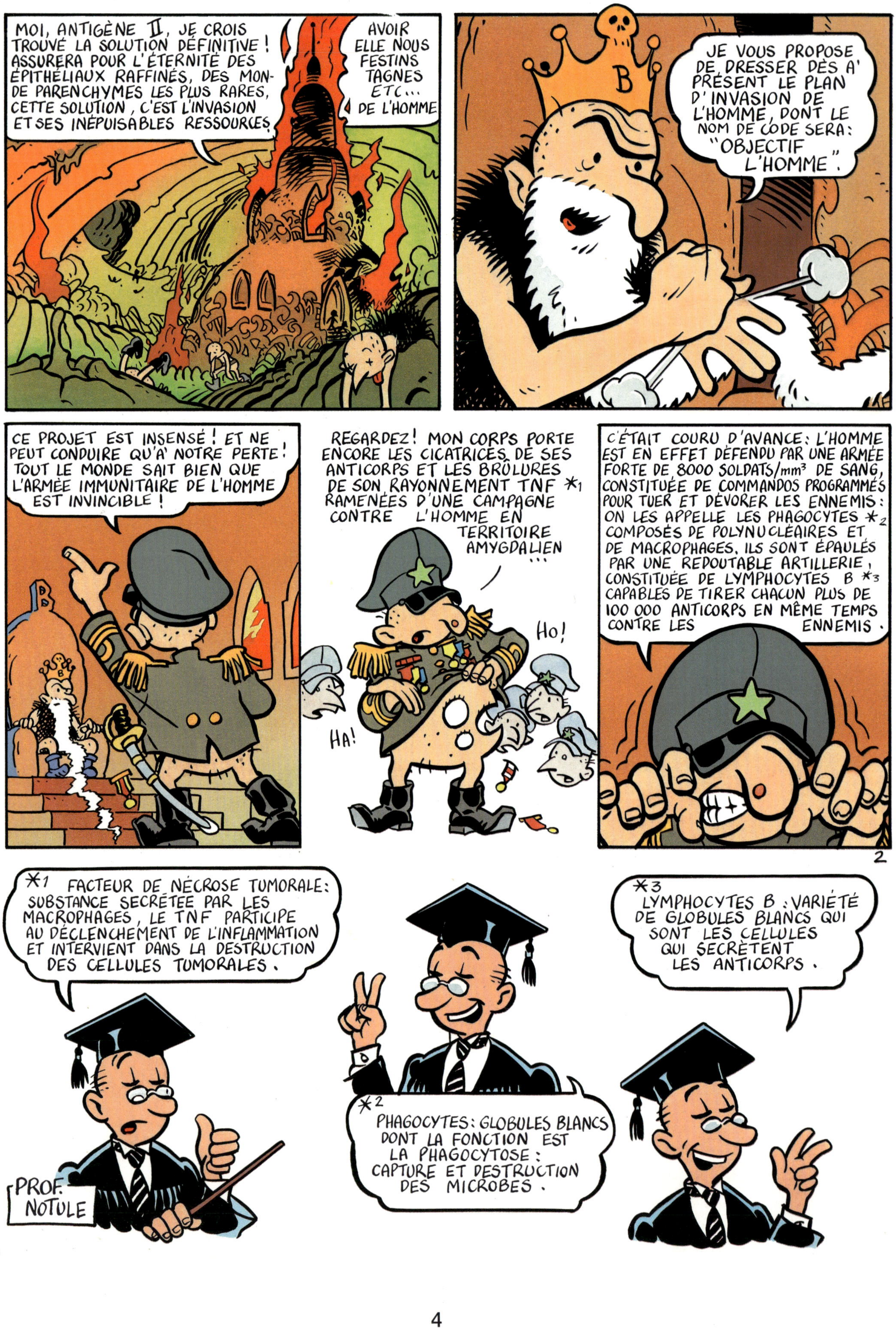

MOI, ANTIGÈNE II, JE CROIS TROUVÉ LA SOLUTION DÉFINITIVE ! ASSURERA POUR L'ÉTERNITÉ DES ÉPITHÉLIAUX RAFFINÉS, DES MON- DE PARENCHYMES LES PLUS RARES, CETTE SOLUTION, C'EST L'INVASION ET SES INÉPUISABLES RESSOURCES
AVOIR ELLE NOUS FESTINS TAGNES ETC... DE L'HOMME
JE VOUS PROPOSE DE DRESSER DÈS A' PRÉSENT LE PLAN D'INVASION DE L'HOMME, DONT LE NOM DE CODE SERA : "OBJECTIF L'HOMME".
CE PROJET EST INSENSÉ ! ET NE PEUT CONDUIRE QU'A' NOTRE PERTE ! TOUT LE MONDE SAIT BIEN QUE L'ARMÉE IMMUNITAIRE DE L'HOMME EST INVINCIBLE !
REGARDEZ ! MON CORPS PORTE ENCORE LES CICATRICES DE SES ANTICORPS ET LES BRÛLURES DE SON RAYONNEMENT TNF *1 RAMENÉES D'UNE CAMPAGNE CONTRE L'HOMME EN TERRITOIRE AMYGDALIEN ...
HO !
HA !
C'ÉTAIT COURU D'AVANCE : L'HOMME EST EN EFFET DÉFENDU PAR UNE ARMÉE FORTE DE 8000 SOLDATS/mm³ DE SANG, CONSTITUÉE DE COMMANDOS PROGRAMMÉS POUR TUER ET DÉVORER LES ENNEMIS : ON LES APPELLE LES PHAGOCYTES *2 COMPOSÉS DE POLYNUCLÉAIRES ET DE MACROPHAGES, ILS SONT ÉPAULÉS PAR UNE REDOUTABLE ARTILLERIE, CONSTITUÉE DE LYMPHOCYTES B *3 CAPABLES DE TIRER CHACUN PLUS DE 100 000 ANTICORPS EN MÊME TEMPS CONTRE LES ENNEMIS.
2
*1 FACTEUR DE NÉCROSE TUMORALE : SUBSTANCE SECRÉTÉE PAR LES MACROPHAGES, LE TNF PARTICIPE AU DÉCLENCHEMENT DE L'INFLAMMATION ET INTERVIENT DANS LA DESTRUCTION DES CELLULES TUMORALES.
*2 PHAGOCYTES : GLOBULES BLANCS DONT LA FONCTION EST LA PHAGOCYTOSE : CAPTURE ET DESTRUCTION DES MICROBES.
*3 LYMPHOCYTES B : VARIÉTÉ DE GLOBULES BLANCS QUI SONT LES CELLULES QUI SÉCRÈTENT LES ANTICORPS.
PROF. NOTULE

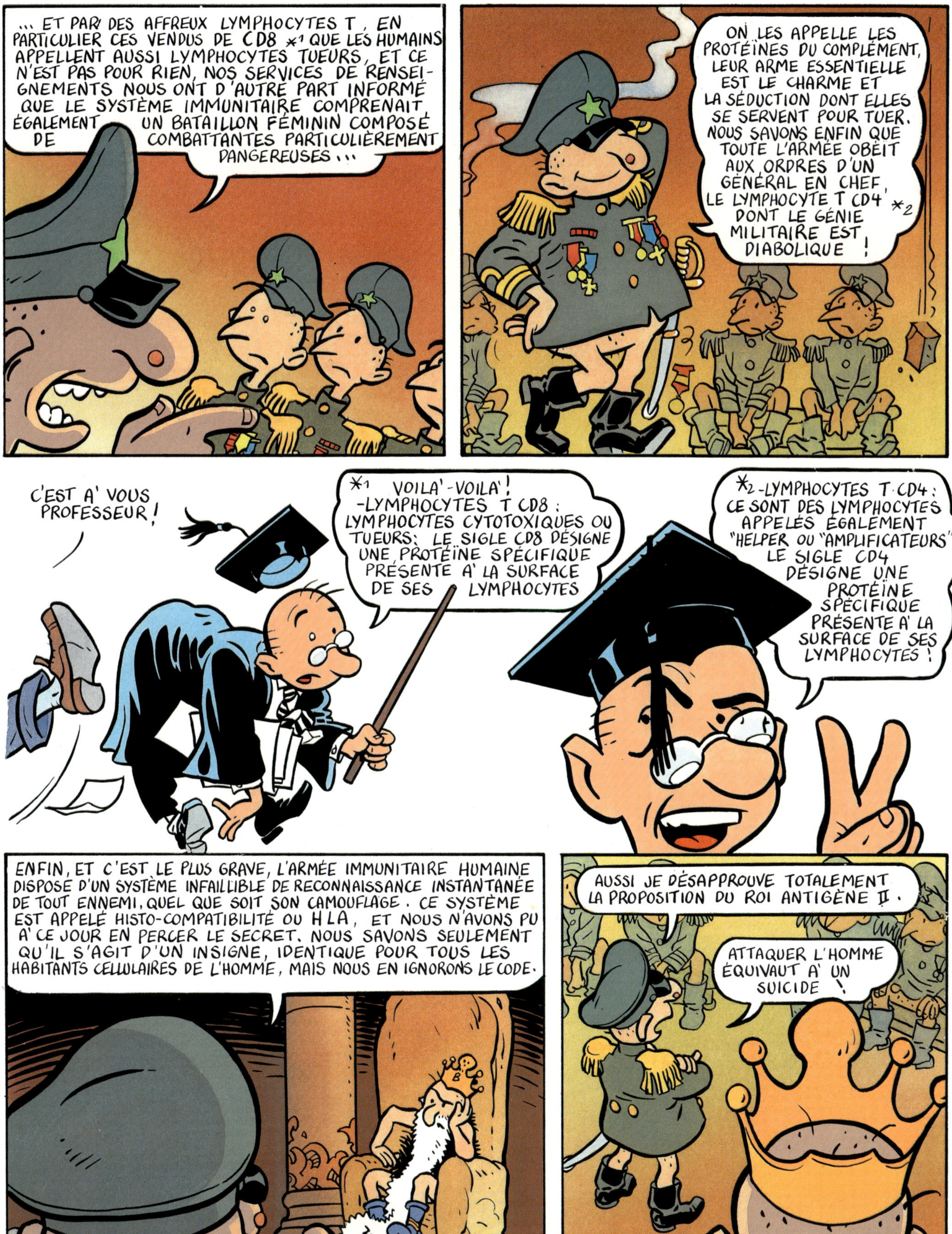
... ET PAR DES AFFREUX LYMPHOCYTES T, EN PARTICULIER CES VENDUS DE CD8 *1 QUE LES HUMAINS APPELLENT AUSSI LYMPHOCYTES TUEURS, ET CE N'EST PAS POUR RIEN, NOS SERVICES DE RENSEIGNEMENTS NOUS ONT D'AUTRE PART INFORMÉ QUE LE SYSTÈME IMMUNITAIRE COMPRENAIT ÉGALEMENT UN BATAILLON FÉMININ COMPOSÉ DE COMBATTANTES PARTICULIÈREMENT DANGEREUSES ...
ON LES APPELLE LES PROTÉÏNES DU COMPLÉMENT, LEUR ARME ESSENTIELLE EST LE CHARME ET LA SÉDUCTION DONT ELLES SE SERVENT POUR TUER. NOUS SAVONS ENFIN QUE TOUTE L'ARMÉE OBÉIT AUX ORDRES D'UN GÉNÉRAL EN CHEF, LE LYMPHOCYTE T CD4 *2 DONT LE GÉNIE MILITAIRE EST DIABOLIQUE !
C'EST À VOUS PROFESSEUR !
*1 VOILÀ-VOILÀ ! -LYMPHOCYTES T CD8 : LYMPHOCYTES CYTOTOXIQUES OU TUEURS; LE SIGLE CD8 DÉSIGNE UNE PROTÉÏNE SPÉCIFIQUE PRÉSENTE À LA SURFACE DE SES LYMPHOCYTES
*2-LYMPHOCYTES T CD4 : CE SONT DES LYMPHOCYTES APPELÉS ÉGALEMENT "HELPER OU "AMPLIFICATEURS" LE SIGLE CD4 DÉSIGNE UNE PROTÉÏNE SPÉCIFIQUE PRÉSENTE À LA SURFACE DE SES LYMPHOCYTES !
ENFIN, ET C'EST LE PLUS GRAVE, L'ARMÉE IMMUNITAIRE HUMAINE DISPOSE D'UN SYSTÈME INFAILLIBLE DE RECONNAISSANCE INSTANTANÉE DE TOUT ENNEMI, QUEL QUE SOIT SON CAMOUFLAGE. CE SYSTÈME EST APPELÉ HISTO-COMPATIBILITÉ OU HLA, ET NOUS N'AVONS PU À CE JOUR EN PERCER LE SECRET. NOUS SAVONS SEULEMENT QU'IL S'AGIT D'UN INSIGNE, IDENTIQUE POUR TOUS LES HABITANTS CELLULAIRES DE L'HOMME, MAIS NOUS EN IGNORONS LE CODE.
AUSSI JE DÉSAPPROUVE TOTALEMENT LA PROPOSITION DU ROI ANTIGÈNE II.
ATTAQUER L'HOMME ÉQUIVAUT À UN SUICIDE !
3

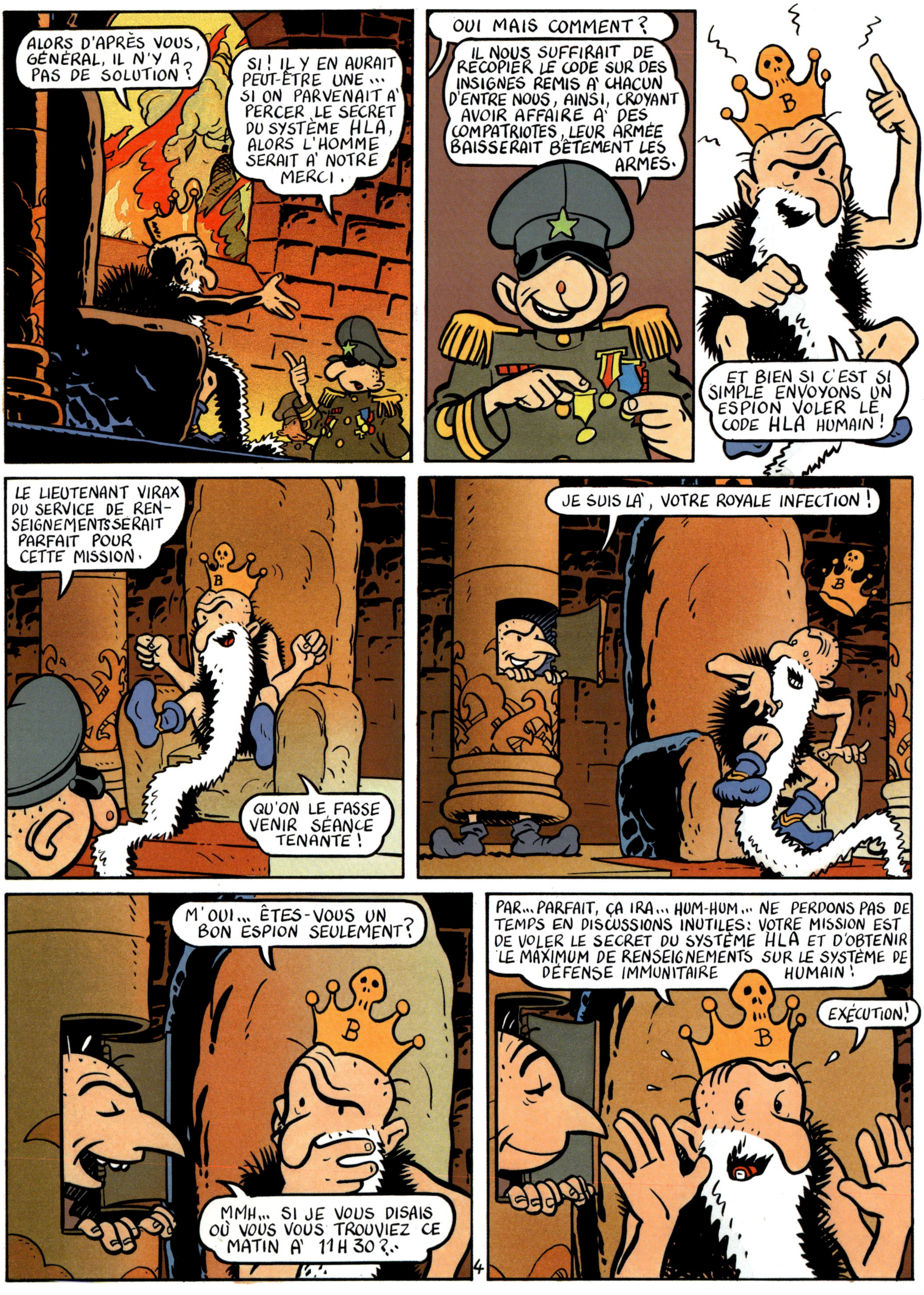

ALORS D'APRÈS VOUS, GÉNÉRAL, IL N'Y A PAS DE SOLUTION ?
SI ! IL Y EN AURAIT PEUT-ÊTRE UNE... SI ON PARVENAIT A' PERCER LE SECRET DU SYSTÈME HLA, ALORS L'HOMME SERAIT A' NOTRE MERCI.
OUI MAIS COMMENT ?
IL NOUS SUFFIRAIT DE RECOPIER LE CODE SUR DES INSIGNES REMIS A' CHACUN D'ENTRE NOUS, AINSI, CROYANT AVOIR AFFAIRE A' DES COMPATRIOTES, LEUR ARMÉE BAISSERAIT BÊTEMENT LES ARMES.
ET BIEN SI C'EST SI SIMPLE ENVOYONS UN ESPION VOLER LE CODE HLA HUMAIN !
LE LIEUTENANT VIRAX DU SERVICE DE RENSEIGNEMENTS SERAIT PARFAIT POUR CETTE MISSION.
QU'ON LE FASSE VENIR SÉANCE TENANTE !
JE SUIS LA', VOTRE ROYALE INFECTION !
M'OUI... ÊTES-VOUS UN BON ESPION SEULEMENT ?
MMH... SI JE VOUS DISAIS OÙ VOUS VOUS TROUVIEZ CE MATIN A' 11 H 30 ?..
4
PAR... PARFAIT, ÇA IRA... HUM-HUM... NE PERDONS PAS DE TEMPS EN DISCUSSIONS INUTILES: VOTRE MISSION EST DE VOLER LE SECRET DU SYSTÈME HLA ET D'OBTENIR LE MAXIMUM DE RENSEIGNEMENTS SUR LE SYSTÈME DE DÉFENSE IMMUNITAIRE HUMAIN !
EXÉCUTION !

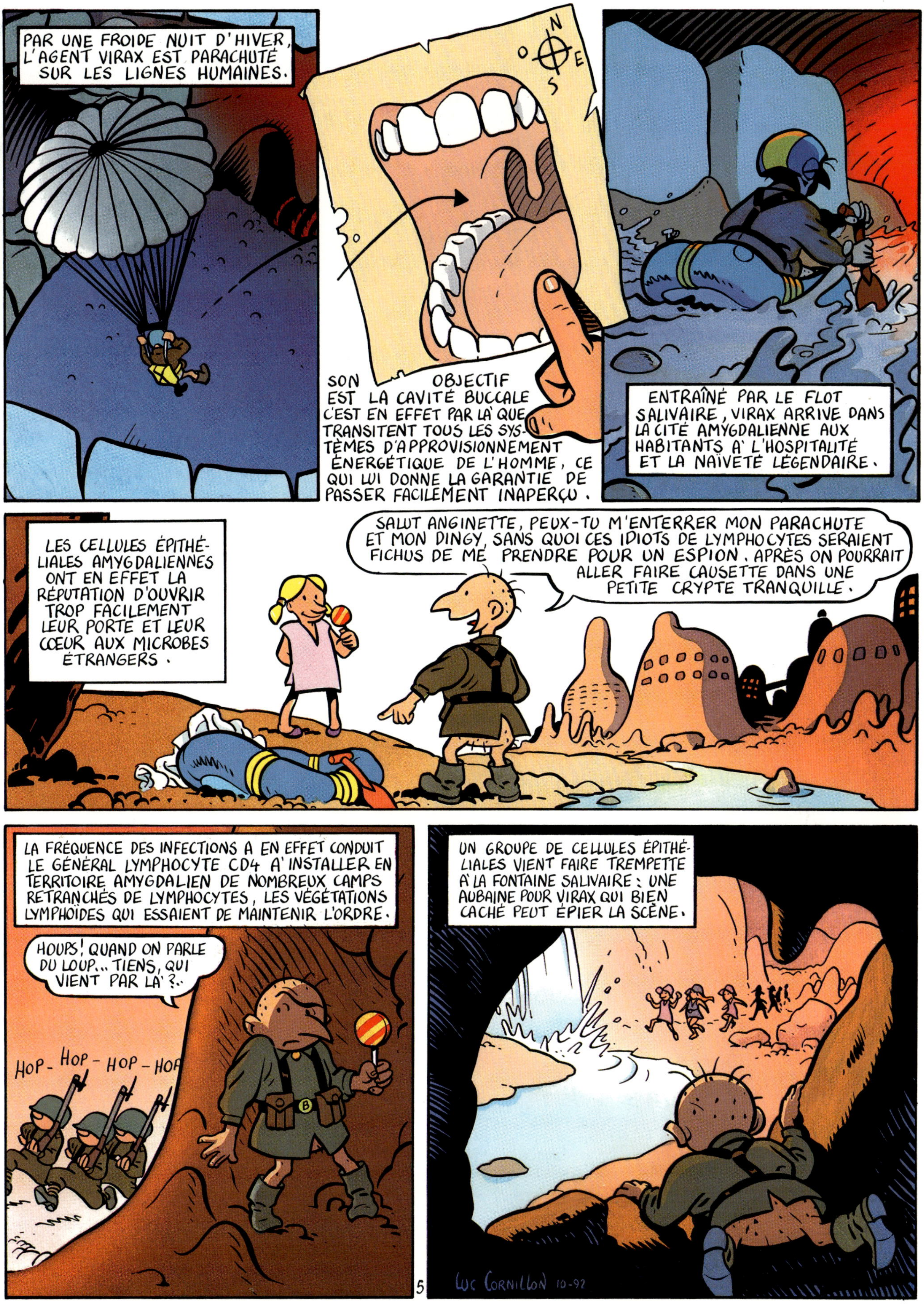

PAR UNE FROIDE NUIT D'HIVER, L'AGENT VIRAX EST PARACHUTÉ SUR LES LIGNES HUMAINES.
N
O
E
S
SON OBJECTIF EST LA CAVITÉ BUCCALE C'EST EN EFFET PAR LÀ QUE TRANSITENT TOUS LES SYSTÈMES D'APPROVISIONNEMENT ÉNERGÉTIQUE DE L'HOMME, CE QUI LUI DONNE LA GARANTIE DE PASSER FACILEMENT INAPERÇU.
ENTRAÎNÉ PAR LE FLOT SALIVAIRE, VIRAX ARRIVE DANS LA CITÉ AMYGDALIENNE AUX HABITANTS À L'HOSPITALITÉ ET LA NAÏVETÉ LÉGENDAIRE.
LES CELLULES ÉPITHÉLIALES AMYGDALIENNES ONT EN EFFET LA RÉPUTATION D'OUVRIR TROP FACILEMENT LEUR PORTE ET LEUR CŒUR AUX MICROBES ÉTRANGERS.
SALUT ANGINETTE, PEUX-TU M'ENTERRER MON PARACHUTE ET MON DINGY, SANS QUOI CES IDIOTS DE LYMPHOCYTES SERAIENT FICHUS DE ME PRENDRE POUR UN ESPION. APRÈS ON POURRAIT ALLER FAIRE CAUSETTE DANS UNE PETITE CRYPTE TRANQUILLE.
LA FRÉQUENCE DES INFECTIONS A EN EFFET CONDUIT LE GÉNÉRAL LYMPHOCYTE CD4 À INSTALLER EN TERRITOIRE AMYGDALIEN DE NOMBREUX CAMPS RETRANCHÉS DE LYMPHOCYTES, LES VÉGÉTATIONS LYMPHOÏDES QUI ESSAIENT DE MAINTENIR L'ORDRE.
HOUPS! QUAND ON PARLE DU LOUP... TIENS, QUI VIENT PAR LÀ ?..
HOP - HOP - HOP - HOP
B
UN GROUPE DE CELLULES ÉPITHÉLIALES VIENT FAIRE TREMPETTE À LA FONTAINE SALIVAIRE : UNE AUBAINE POUR VIRAX QUI BIEN CACHÉ PEUT ÉPIER LA SCÈNE.
5
LUC CORNILLON 10-92

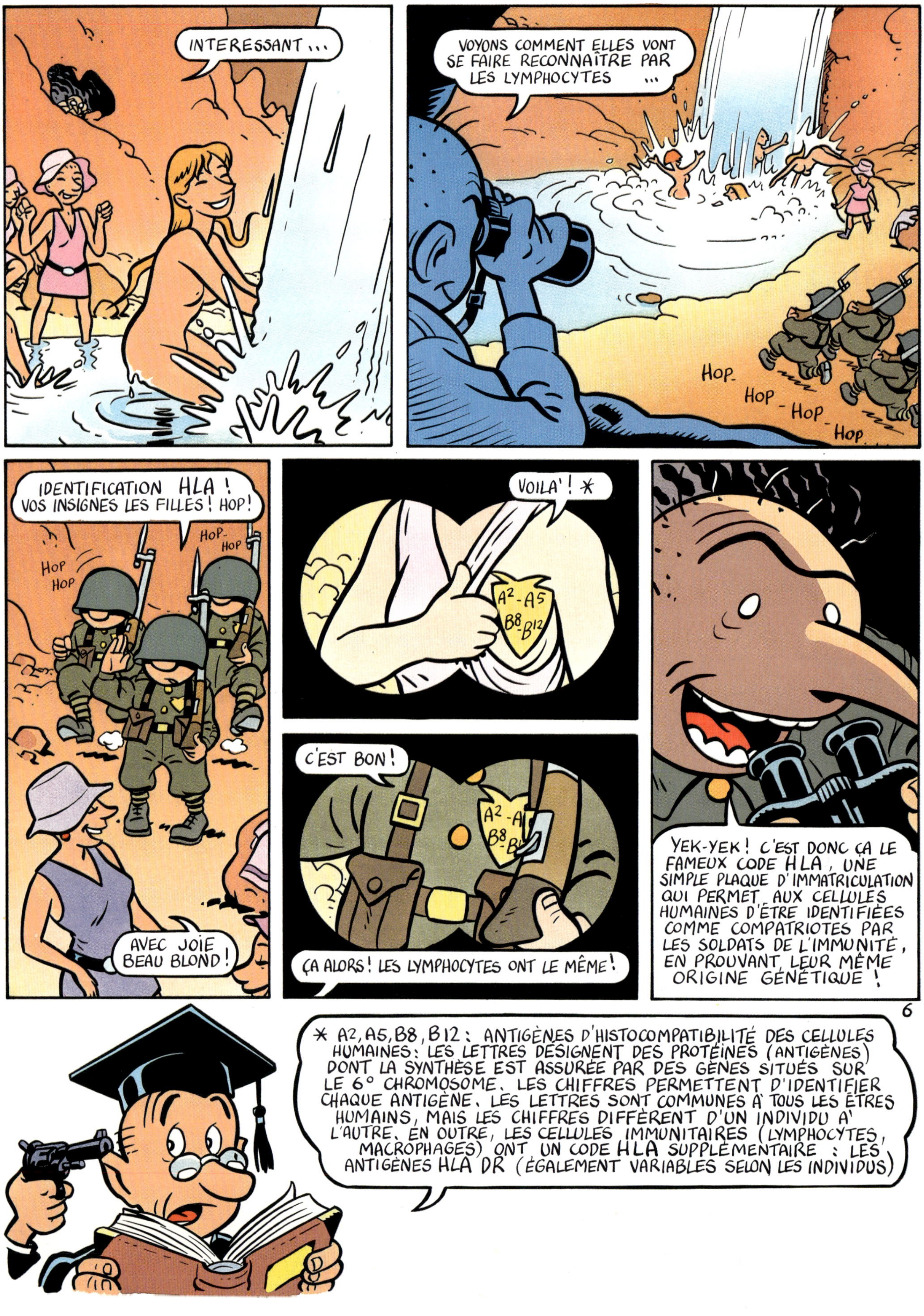
INTERESSANT ...
VOYONS COMMENT ELLES VONT SE FAIRE RECONNAÎTRE PAR LES LYMPHOCYTES ...
HOP-HOP-HOP-HOP
IDENTIFICATION HLA ! VOS INSIGNES LES FILLES ! HOP !
HOP-HOP
HOP HOP
AVEC JOIE BEAU BLOND !
VOILA' ! *
A2-A5 B8-B12
C'EST BON !
ÇA ALORS ! LES LYMPHOCYTES ONT LE MÊME !
YEK-YEK ! C'EST DONC ÇA LE FAMEUX CODE HLA, UNE SIMPLE PLAQUE D'IMMATRICULATION QUI PERMET AUX CELLULES HUMAINES D'ÊTRE IDENTIFIÉES COMME COMPATRIOTES PAR LES SOLDATS DE L'IMMUNITÉ, EN PROUVANT LEUR MÊME ORIGINE GÉNÉTIQUE !
6
* A2, A5, B8, B12 : ANTIGÈNES D'HISTOCOMPATIBILITÉ DES CELLULES HUMAINES : LES LETTRES DÉSIGNENT DES PROTÉINES (ANTIGÈNES) DONT LA SYNTHÈSE EST ASSURÉE PAR DES GÈNES SITUÉS SUR LE 6° CHROMOSOME. LES CHIFFRES PERMETTENT D'IDENTIFIER CHAQUE ANTIGÈNE. LES LETTRES SONT COMMUNES À TOUS LES ÊTRES HUMAINS, MAIS LES CHIFFRES DIFFÈRENT D'UN INDIVIDU À L'AUTRE. EN OUTRE, LES CELLULES IMMUNITAIRES (LYMPHOCYTES, MACROPHAGES) ONT UN CODE HLA SUPPLÉMENTAIRE : LES ANTIGÈNES HLA DR (ÉGALEMENT VARIABLES SELON LES INDIVIDUS)

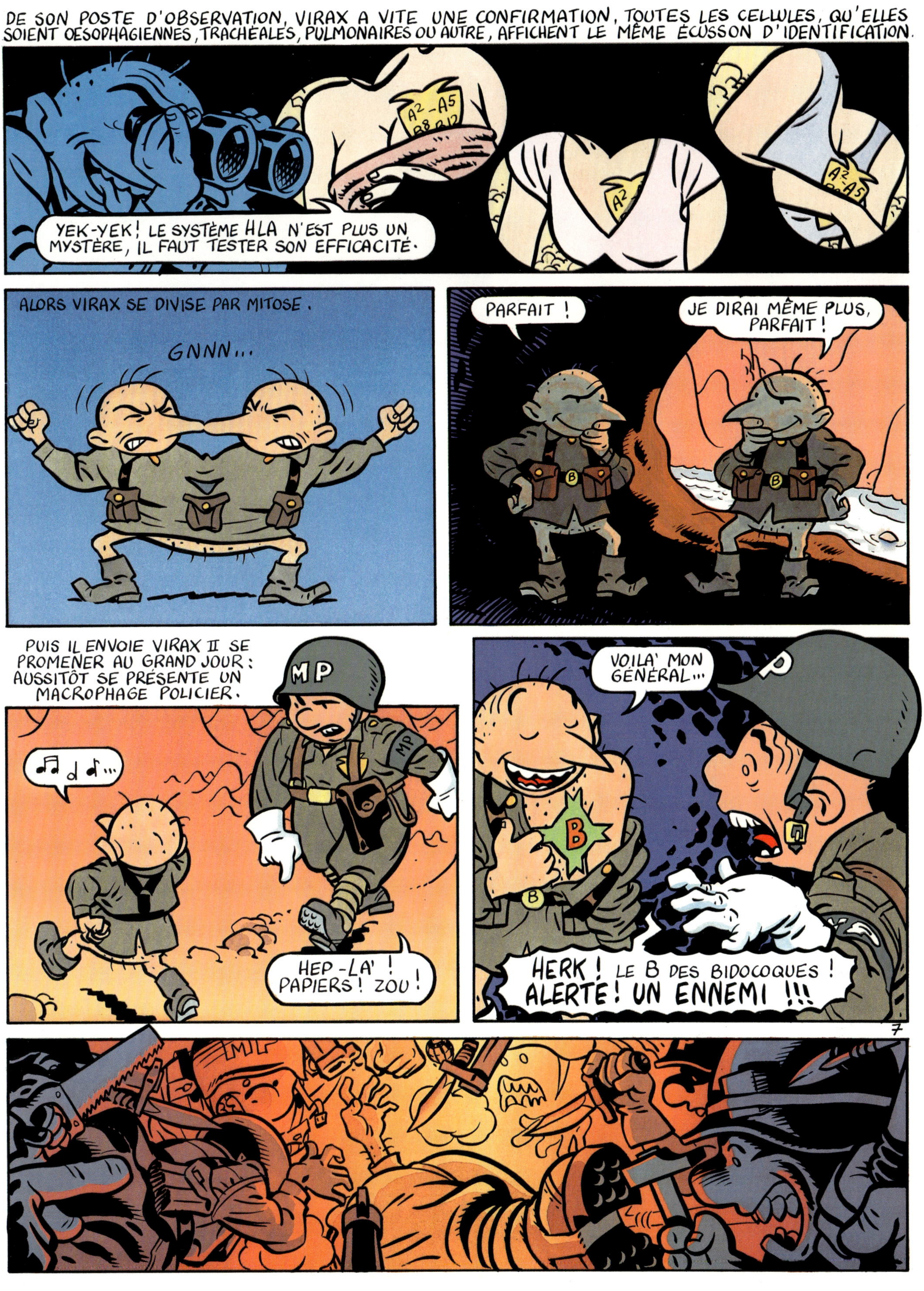
DE SON POSTE D'OBSERVATION, VIRAX A VITE UNE CONFIRMATION, TOUTES LES CELLULES, QU'ELLES SOIENT OESOPHAGIENNES, TRACHÉALES, PULMONAIRES OU AUTRE, AFFICHENT LE MÊME ÉCUSSON D'IDENTIFICATION.
YEK-YEK! LE SYSTÈME HLA N'EST PLUS UN MYSTÈRE, IL FAUT TESTER SON EFFICACITÉ.
ALORS VIRAX SE DIVISE PAR MITOSE.
GNNN...
PARFAIT!
JE DIRAI MÊME PLUS, PARFAIT!
PUIS IL ENVOIE VIRAX II SE PROMENER AU GRAND JOUR: AUSSITÔT SE PRÉSENTE UN MACROPHAGE POLICIER.
MP
HEP-LÀ! PAPIERS! ZOU!
VOILÀ MON GÉNÉRAL...
HERK! LE B DES BIDOCOQUES! ALERTE! UN ENNEMI !!!

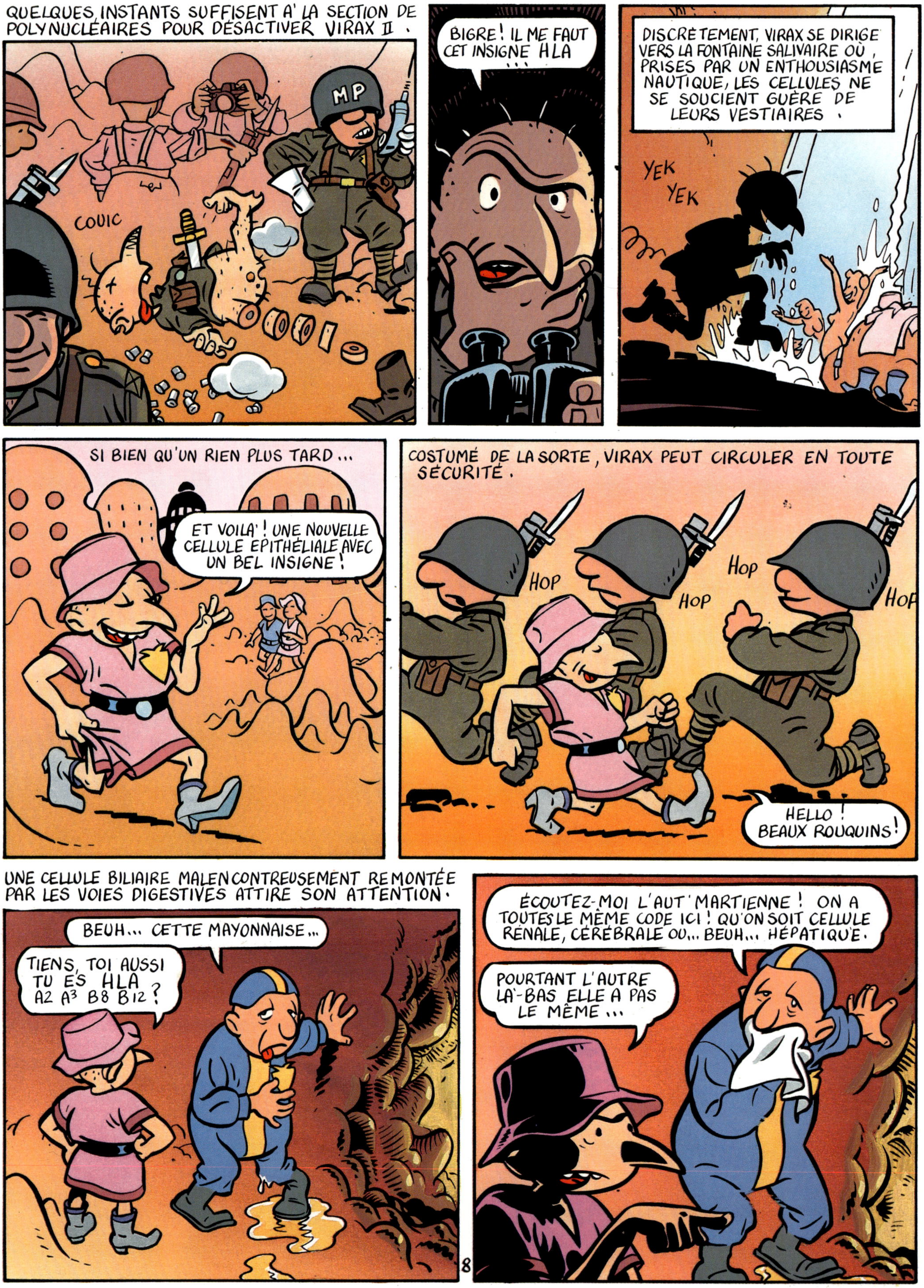
QUELQUES INSTANTS SUFFISENT A' LA SECTION DE POLYNUCLÉAIRES POUR DÉSACTIVER VIRAX II .
MP
COUIC
BIGRE ! IL ME FAUT CET INSIGNE HLA ...
DISCRÈTEMENT, VIRAX SE DIRIGE VERS LA FONTAINE SALIVAIRE OÙ , PRISES PAR UN ENTHOUSIASME NAUTIQUE, LES CELLULES NE SE SOUCIENT GUÈRE DE LEURS VESTIAIRES .
YEK
YEK
SI BIEN QU'UN RIEN PLUS TARD ...
ET VOILA' ! UNE NOUVELLE CELLULE EPITHÉLIALE AVEC UN BEL INSIGNE !
COSTUMÉ DE LA SORTE , VIRAX PEUT CIRCULER EN TOUTE SÉCURITÉ .
HOP
HOP
HOP
HOP
HELLO ! BEAUX ROUQUINS !
UNE CELLULE BILIAIRE MALENCONTREUSEMENT REMONTÉE PAR LES VOIES DIGESTIVES ATTIRE SON ATTENTION .
BEUH... CETTE MAYONNAISE ...
TIENS, TOI AUSSI TU ES HLA A2 A3 B8 B12 ?
ÉCOUTEZ-MOI L'AUT'MARTIENNE ! ON A TOUTES LE MÊME CODE ICI ! QU'ON SOIT CELLULE RÉNALE, CÉRÉBRALE OU... BEUH... HÉPATIQUE .
POURTANT L'AUTRE LA'-BAS ELLE A PAS LE MÊME ...
8

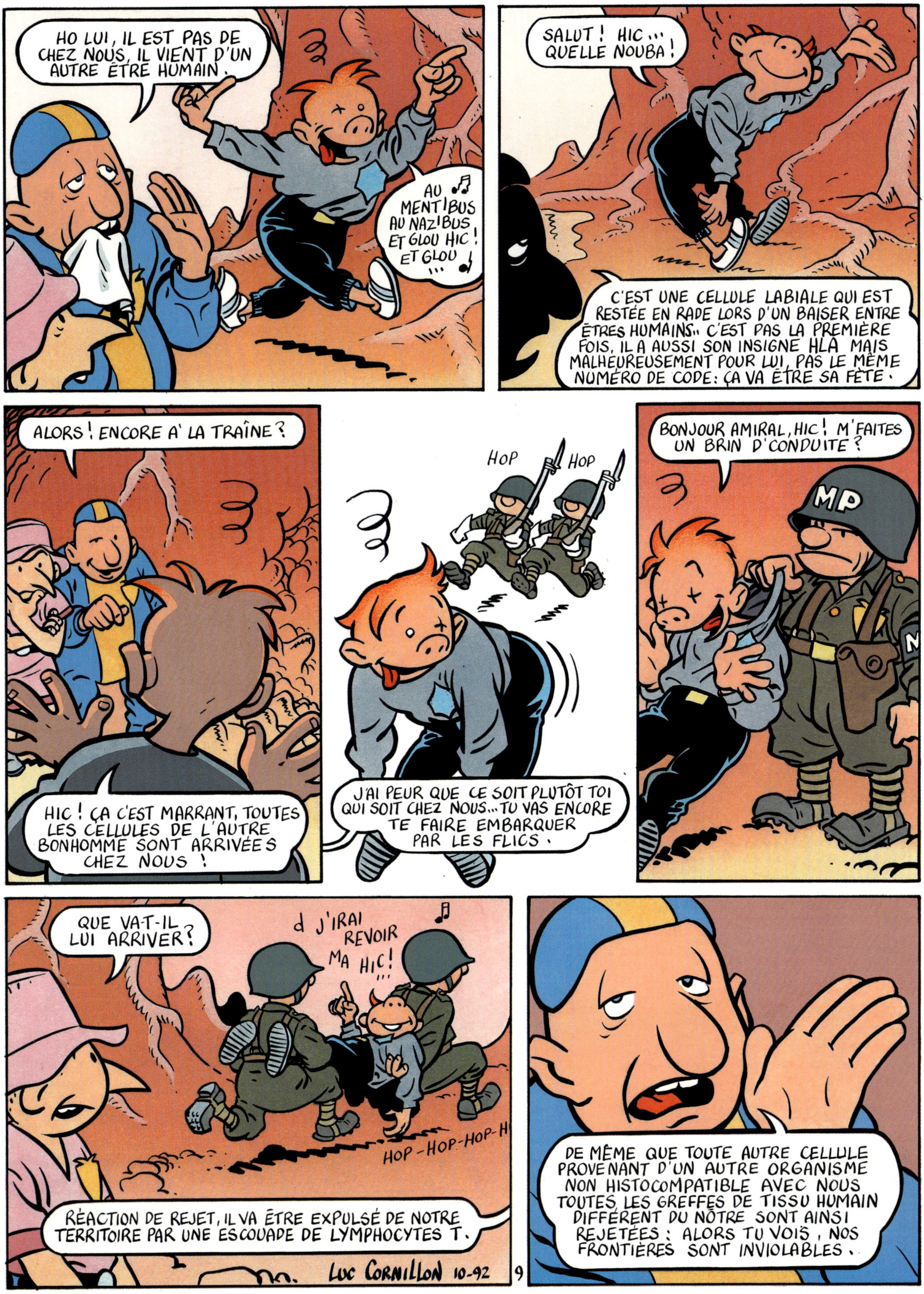

HO LUI, IL EST PAS DE CHEZ NOUS, IL VIENT D'UN AUTRE ÊTRE HUMAIN.
AU MENTIBUS AU NAZIBUS ET GLOU HIC! ET GLOU...
SALUT! HIC... QUELLE NOUBA!
C'EST UNE CELLULE LABIALE QUI EST RESTÉE EN RADE LORS D'UN BAISER ENTRE ÊTRES HUMAINS.. C'EST PAS LA PREMIÈRE FOIS. IL A AUSSI SON INSIGNE HLA MAIS MALHEUREUSEMENT POUR LUI, PAS LE MÊME NUMÉRO DE CODE: ÇA VA ÊTRE SA FÊTE.
ALORS! ENCORE A' LA TRAÎNE?
HIC! ÇA C'EST MARRANT, TOUTES LES CELLULES DE L'AUTRE BONHOMME SONT ARRIVÉES CHEZ NOUS!
HOP
HOP
J'AI PEUR QUE CE SOIT PLUTÔT TOI QUI SOIT CHEZ NOUS... TU VAS ENCORE TE FAIRE EMBARQUER PAR LES FLICS.
BONJOUR AMIRAL, HIC! M'FAITES UN BRIN D'CONDUITE?
MP
QUE VA-T-IL LUI ARRIVER?
J'IRAI REVOIR MA HIC!...
HOP-HOP-HOP-H
RÉACTION DE REJET, IL VA ÊTRE EXPULSÉ DE NOTRE TERRITOIRE PAR UNE ESCOUADE DE LYMPHOCYTES T.
LUC CORNILLON 10-92
9
DE MÊME QUE TOUTE AUTRE CELLULE PROVENANT D'UN AUTRE ORGANISME NON HISTOCOMPATIBLE AVEC NOUS TOUTES LES GREFFES DE TISSU HUMAIN DIFFÉRENT DU NÔTRE SONT AINSI REJETÉES: ALORS TU VOIS, NOS FRONTIÈRES SONT INVIOLABLES.

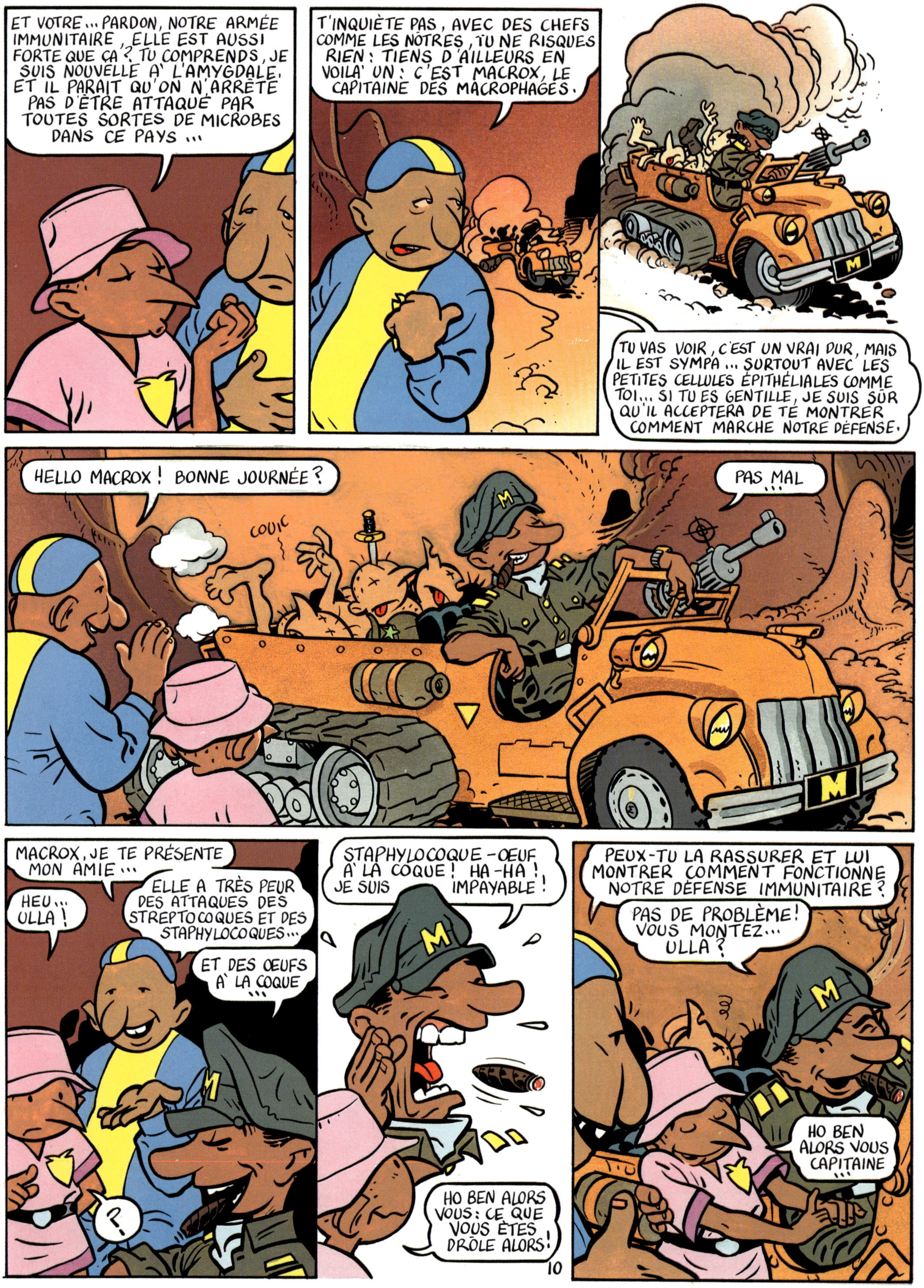
ET VOTRE... PARDON, NOTRE ARMÉE IMMUNITAIRE, ELLE EST AUSSI FORTE QUE ÇA ? TU COMPRENDS, JE SUIS NOUVELLE À L'AMYGDALE. ET IL PARAIT QU'ON N'ARRÊTE PAS D'ÊTRE ATTAQUÉ PAR TOUTES SORTES DE MICROBES DANS CE PAYS ...
T'INQUIÈTE PAS, AVEC DES CHEFS COMME LES NÔTRES, TU NE RISQUES RIEN : TIENS D'AILLEURS EN VOILÀ UN : C'EST MACROX, LE CAPITAINE DES MACROPHAGES.
TU VAS VOIR, C'EST UN VRAI DUR, MAIS IL EST SYMPA ... SURTOUT AVEC LES PETITES CELLULES ÉPITHÉLIALES COMME TOI... SI TU ES GENTILLE, JE SUIS SÛR QU'IL ACCEPTERA DE TE MONTRER COMMENT MARCHE NOTRE DÉFENSE.
HELLO MACROX ! BONNE JOURNÉE ?
PAS MAL ...
COUIC
MACROX, JE TE PRÉSENTE MON AMIE ...
HEU... ULLA !
ELLE A TRÈS PEUR DES ATTAQUES DES STREPTOCOQUES ET DES STAPHYLOCOQUES...
ET DES OEUFS À LA COQUE ...
?
STAPHYLOCOQUE - OEUF À LA COQUE ! HA-HA ! JE SUIS IMPAYABLE !
HO BEN ALORS VOUS : CE QUE VOUS ÊTES DRÔLE ALORS !
PEUX-TU LA RASSURER ET LUI MONTRER COMMENT FONCTIONNE NOTRE DÉFENSE IMMUNITAIRE ?
PAS DE PROBLÈME ! VOUS MONTEZ... ULLA ?
HO BEN ALORS VOUS CAPITAINE ...
10

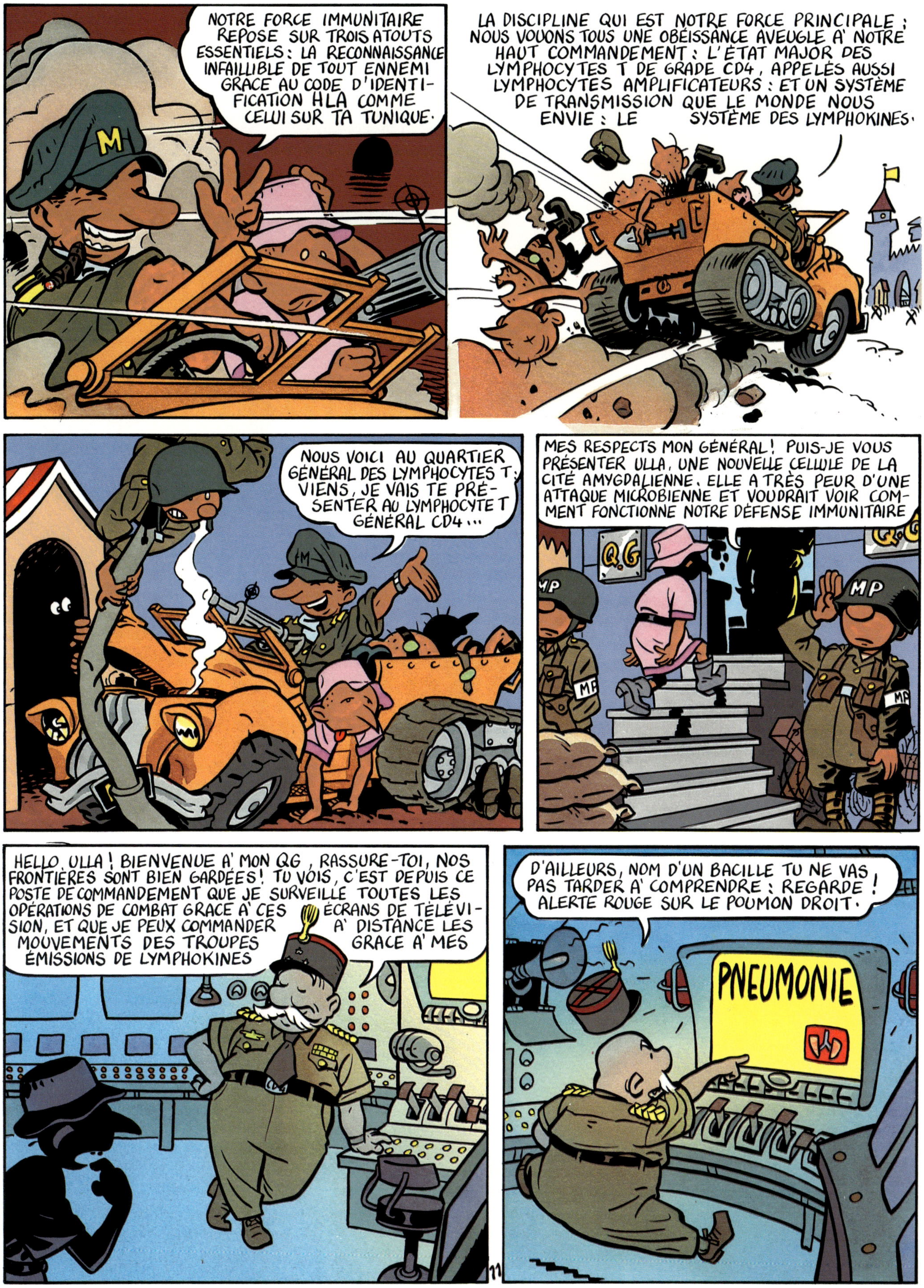
NOTRE FORCE IMMUNITAIRE REPOSE SUR TROIS ATOUTS ESSENTIELS : LA RECONNAISSANCE INFAILLIBLE DE TOUT ENNEMI GRACE AU CODE D'IDENTIFICATION HLA COMME CELUI SUR TA TUNIQUE.
LA DISCIPLINE QUI EST NOTRE FORCE PRINCIPALE : NOUS VOUONS TOUS UNE OBÉISSANCE AVEUGLE A' NOTRE HAUT COMMANDEMENT : L'ÉTAT MAJOR DES LYMPHOCYTES T DE GRADE CD4, APPELÉS AUSSI LYMPHOCYTES AMPLIFICATEURS : ET UN SYSTÈME DE TRANSMISSION QUE LE MONDE NOUS ENVIE : LE SYSTÈME DES LYMPHOKINES.
NOUS VOICI AU QUARTIER GÉNÉRAL DES LYMPHOCYTES T : VIENS, JE VAIS TE PRÉSENTER AU LYMPHOCYTE T GÉNÉRAL CD4...
MES RESPECTS MON GÉNÉRAL ! PUIS-JE VOUS PRÉSENTER ULLA, UNE NOUVELLE CELLULE DE LA CITÉ AMYGDALIENNE. ELLE A TRÈS PEUR D'UNE ATTAQUE MICROBIENNE ET VOUDRAIT VOIR COMMENT FONCTIONNE NOTRE DÉFENSE IMMUNITAIRE
Q.G
MP
HELLO ULLA ! BIENVENUE A' MON QG, RASSURE-TOI, NOS FRONTIÈRES SONT BIEN GARDÉES ! TU VOIS, C'EST DEPUIS CE POSTE DE COMMANDEMENT QUE JE SURVEILLE TOUTES LES OPÉRATIONS DE COMBAT GRACE A' CES ÉCRANS DE TÉLÉVISION, ET QUE JE PEUX COMMANDER A' DISTANCE LES MOUVEMENTS DES TROUPES GRACE A' MES ÉMISSIONS DE LYMPHOKINES
D'AILLEURS, NOM D'UN BACILLE TU NE VAS PAS TARDER A' COMPRENDRE : REGARDE ! ALERTE ROUGE SUR LE POUMON DROIT.
PNEUMONIE

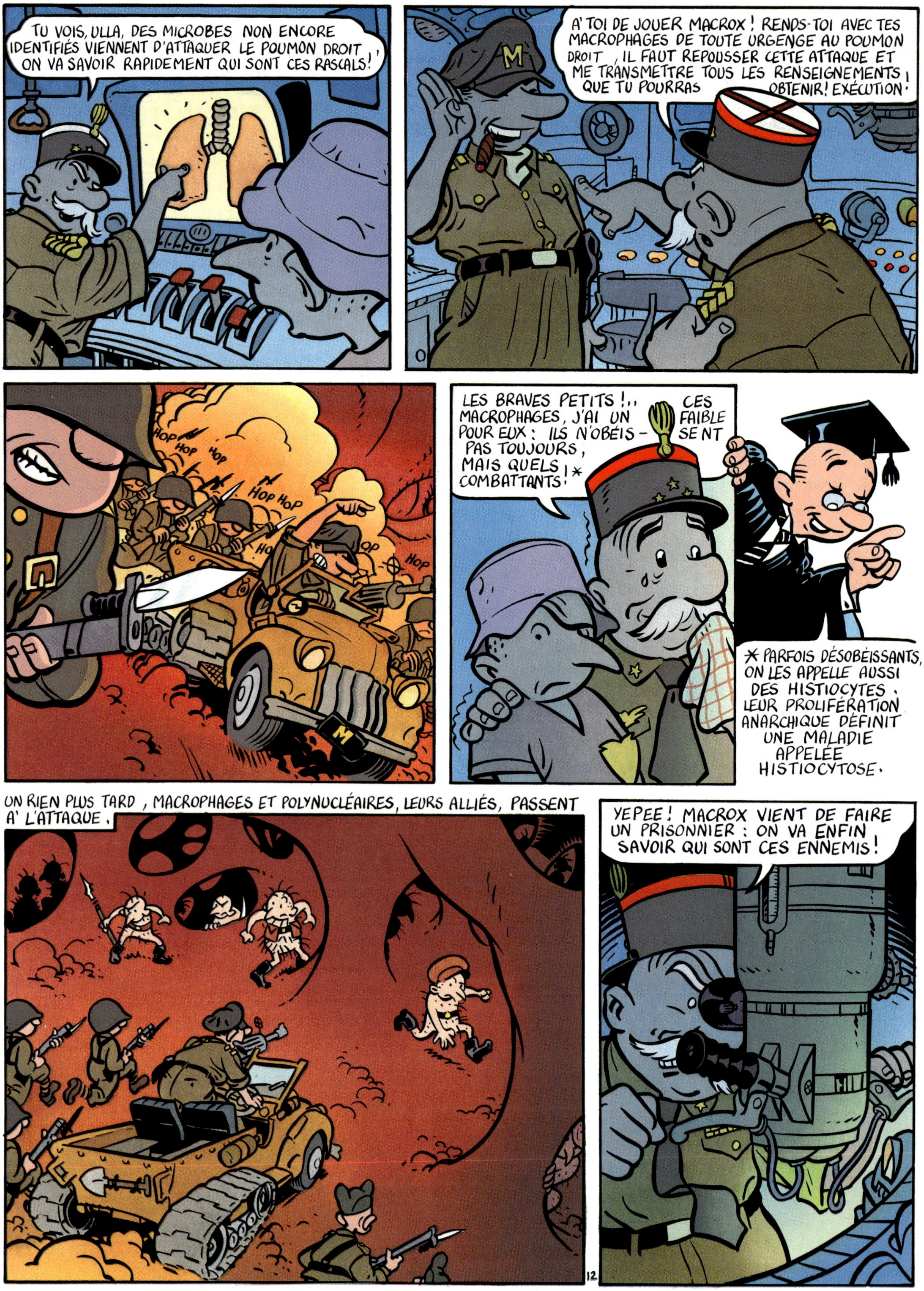
TU VOIS, ULLA, DES MICROBES NON ENCORE IDENTIFIÉS VIENNENT D'ATTAQUER LE POUMON DROIT. ON VA SAVOIR RAPIDEMENT QUI SONT CES RASCALS !
A' TOI DE JOUER MACROX ! RENDS-TOI AVEC TES MACROPHAGES DE TOUTE URGENCE AU POUMON DROIT, IL FAUT REPOUSSER CETTE ATTAQUE ET ME TRANSMETTRE TOUS LES RENSEIGNEMENTS QUE TU POURRAS OBTENIR ! EXÉCUTION !
HOP HOP HOP HOP HOP
LES BRAVES PETITS !.. CES MACROPHAGES, J'AI UN FAIBLE POUR EUX : ILS N'OBÉISSENT PAS TOUJOURS, MAIS QUELS COMBATTANTS ! *
* PARFOIS DÉSOBÉISSANTS, ON LES APPELLE AUSSI DES HISTIOCYTES. LEUR PROLIFÉRATION ANARCHIQUE DÉFINIT UNE MALADIE APPELÉE HISTIOCYTOSE.
UN RIEN PLUS TARD, MACROPHAGES ET POLYNUCLÉAIRES, LEURS ALLIÉS, PASSENT A' L'ATTAQUE.
YEPEE ! MACROX VIENT DE FAIRE UN PRISONNIER : ON VA ENFIN SAVOIR QUI SONT CES ENNEMIS !
12

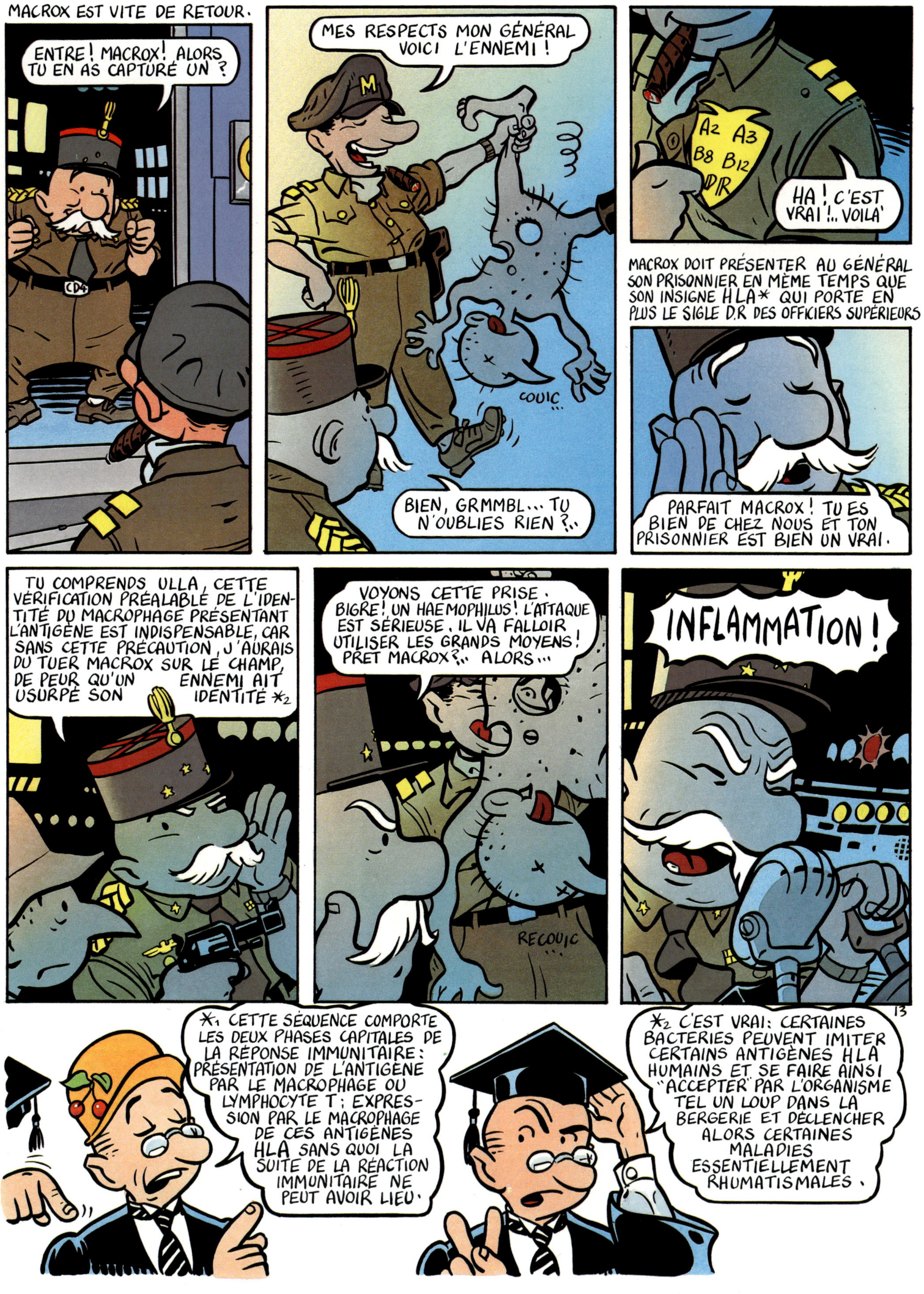
MACROX EST VITE DE RETOUR.
ENTRE! MACROX! ALORS TU EN AS CAPTURÉ UN ?
CD4
MES RESPECTS MON GÉNÉRAL VOICI L'ENNEMI !
M
COUIC
BIEN, GRMMBL... TU N'OUBLIES RIEN ?..
A2 A3 B8 B12 DR
HA! C'EST VRAI !.. VOILÀ
MACROX DOIT PRÉSENTER AU GÉNÉRAL SON PRISONNIER EN MÊME TEMPS QUE SON INSIGNE HLA* QUI PORTE EN PLUS LE SIGLE D.R DES OFFICIERS SUPÉRIEURS
PARFAIT MACROX! TU ES BIEN DE CHEZ NOUS ET TON PRISONNIER EST BIEN UN VRAI.
TU COMPRENDS ULLA, CETTE VÉRIFICATION PRÉALABLE DE L'IDENTITÉ DU MACROPHAGE PRÉSENTANT L'ANTIGÈNE EST INDISPENSABLE, CAR SANS CETTE PRÉCAUTION, J'AURAIS DU TUER MACROX SUR LE CHAMP, DE PEUR QU'UN ENNEMI AIT USURPÉ SON IDENTITÉ *2
VOYONS CETTE PRISE. BIGRE! UN HAEMOPHILUS! L'ATTAQUE EST SÉRIEUSE. IL VA FALLOIR UTILISER LES GRANDS MOYENS! PRÊT MACROX?.. ALORS...
RECOUIC
INFLAMMATION !
13
*1 CETTE SÉQUENCE COMPORTE LES DEUX PHASES CAPITALES DE LA RÉPONSE IMMUNITAIRE: PRÉSENTATION DE L'ANTIGÈNE PAR LE MACROPHAGE OU LYMPHOCYTE T; EXPRESSION PAR LE MACROPHAGE DE CES ANTIGÈNES HLA SANS QUOI LA SUITE DE LA RÉACTION IMMUNITAIRE NE PEUT AVOIR LIEU.
*2 C'EST VRAI: CERTAINES BACTÉRIES PEUVENT IMITER CERTAINS ANTIGÈNES HLA HUMAINS ET SE FAIRE AINSI "ACCEPTER" PAR L'ORGANISME TEL UN LOUP DANS LA BERGERIE ET DÉCLENCHER ALORS CERTAINES MALADIES ESSENTIELLEMENT RHUMATISMALES.

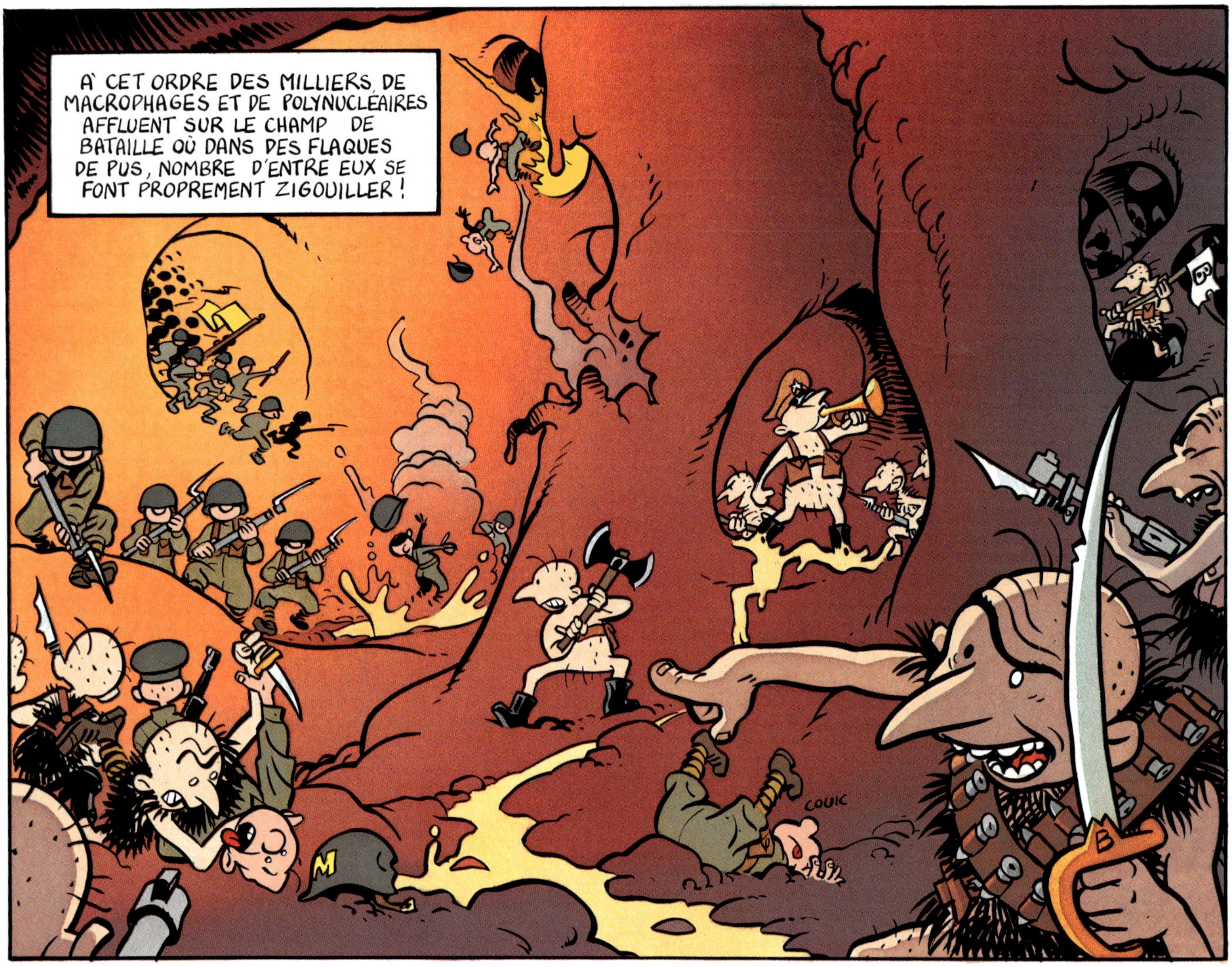


SENTANT LE DANGER, MACROX SAISIT SON ÉMETTEUR PERSONNEL D'INTERLEUKINE ET ENCLENCHE LE COMMUTATEUR DE L'INTERLEUKINE 1, CELUI DE LA FIÈVRE.

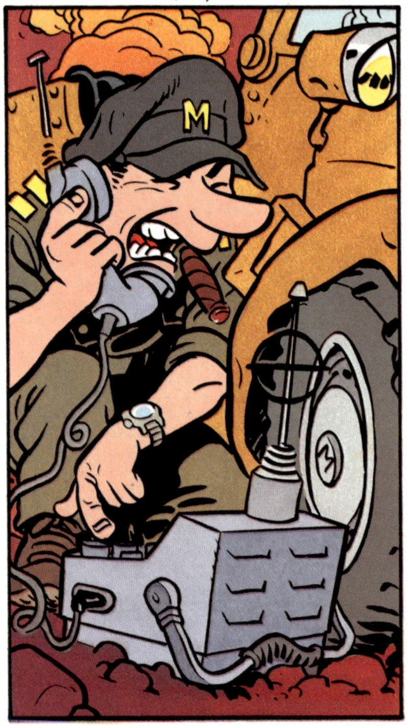

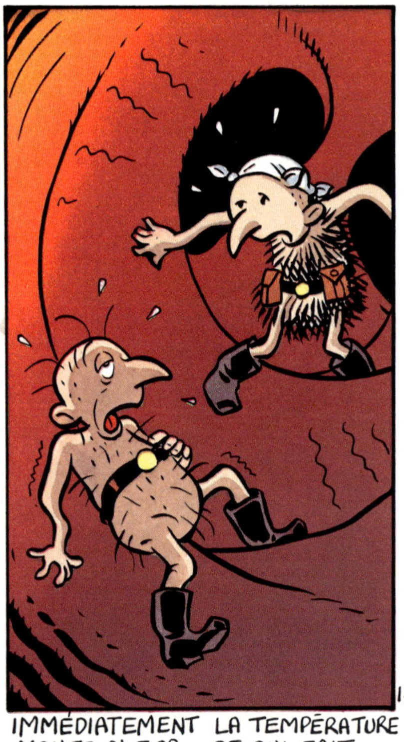

IMMÉDIATEMENT LA TEMPÉRATURE MONTE A' 39°, CE QUI FAIT SUCCOMBER DE NOMBREUX ENNEMIS, C'EST INSUFFISANT...

MACROX ENCLENCHE ALORS L'INTERLEUKINE 6 QUI ORDONNE AU FOIE DE FABRIQUER EN URGENCE LES PROTÉINES DE L'INFLAMMATION* ET DE LES ENVOYER DANS LA CIRCULATION SANGUINE

*(PROTÉINE C RÉACTIVE, FIBRINOGÈNE, HAPTOGLOBINE)

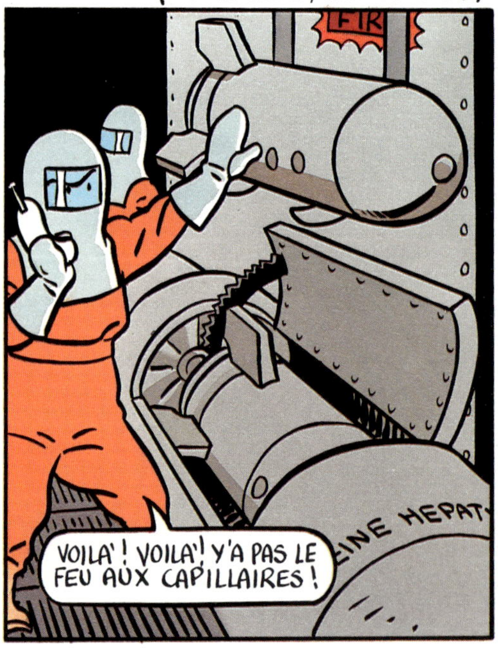

LE CHAMP DE BATAILLE DEVIENT ALORS INCANDESCENT : L'INFLAMMATION EST À SON MAXIMUM.

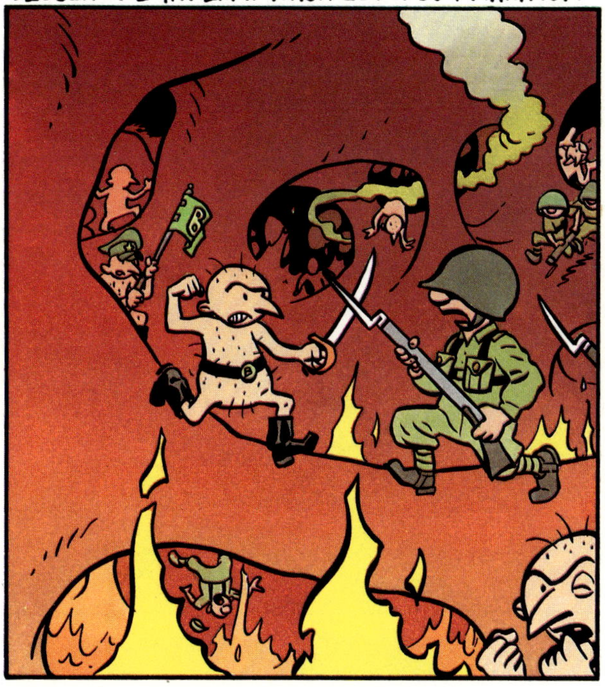

DES MILLIERS DE POLYNUCLÉAIRES AFFLUENT DE TOUS LES VAISSEAUX DILATÉS PAR L'INFLAMMATION.

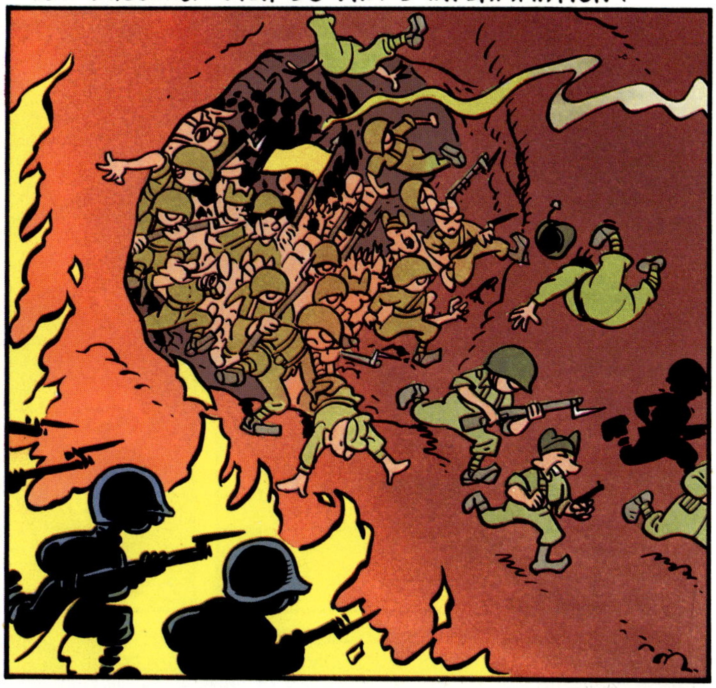

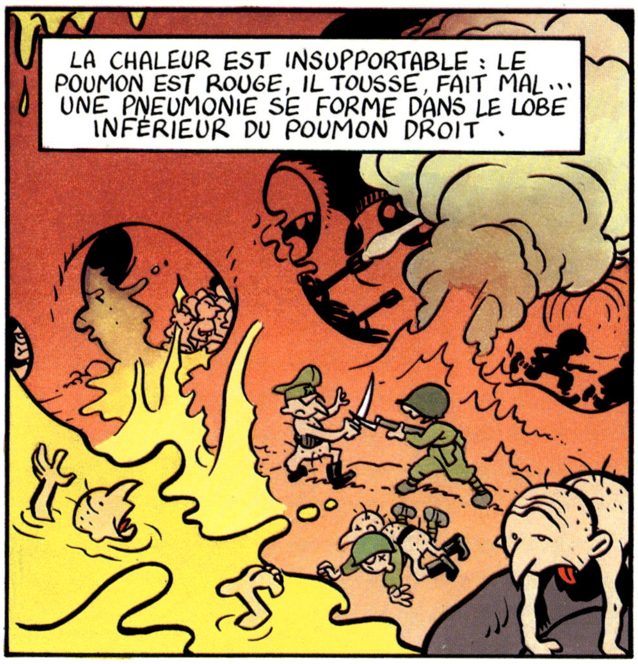


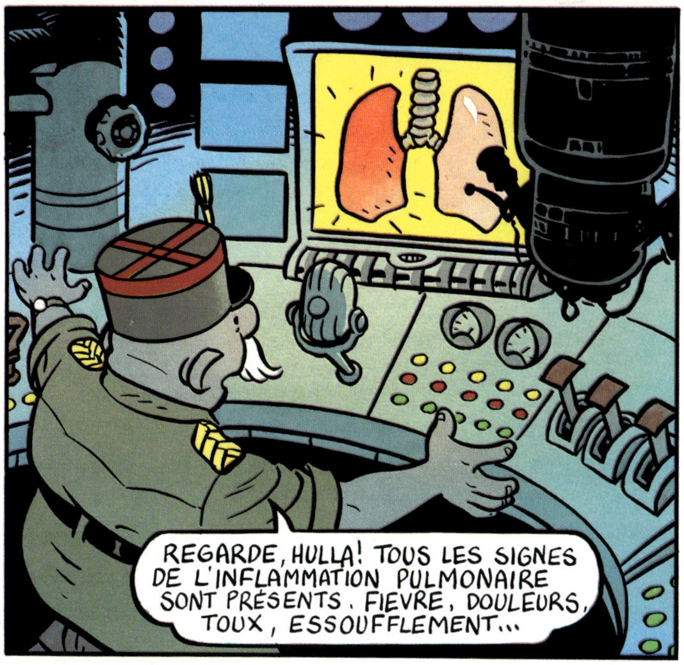


L'ASSAUT EST TERRIBLE ET L'HOMME COMMENCE À SE FATIGUER : IL EST ABATTU, PROSTRÉ.

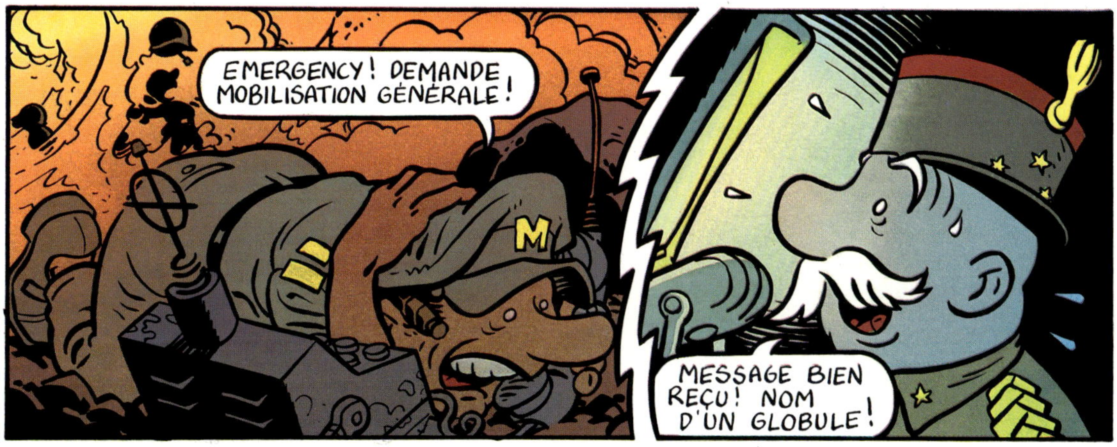


15

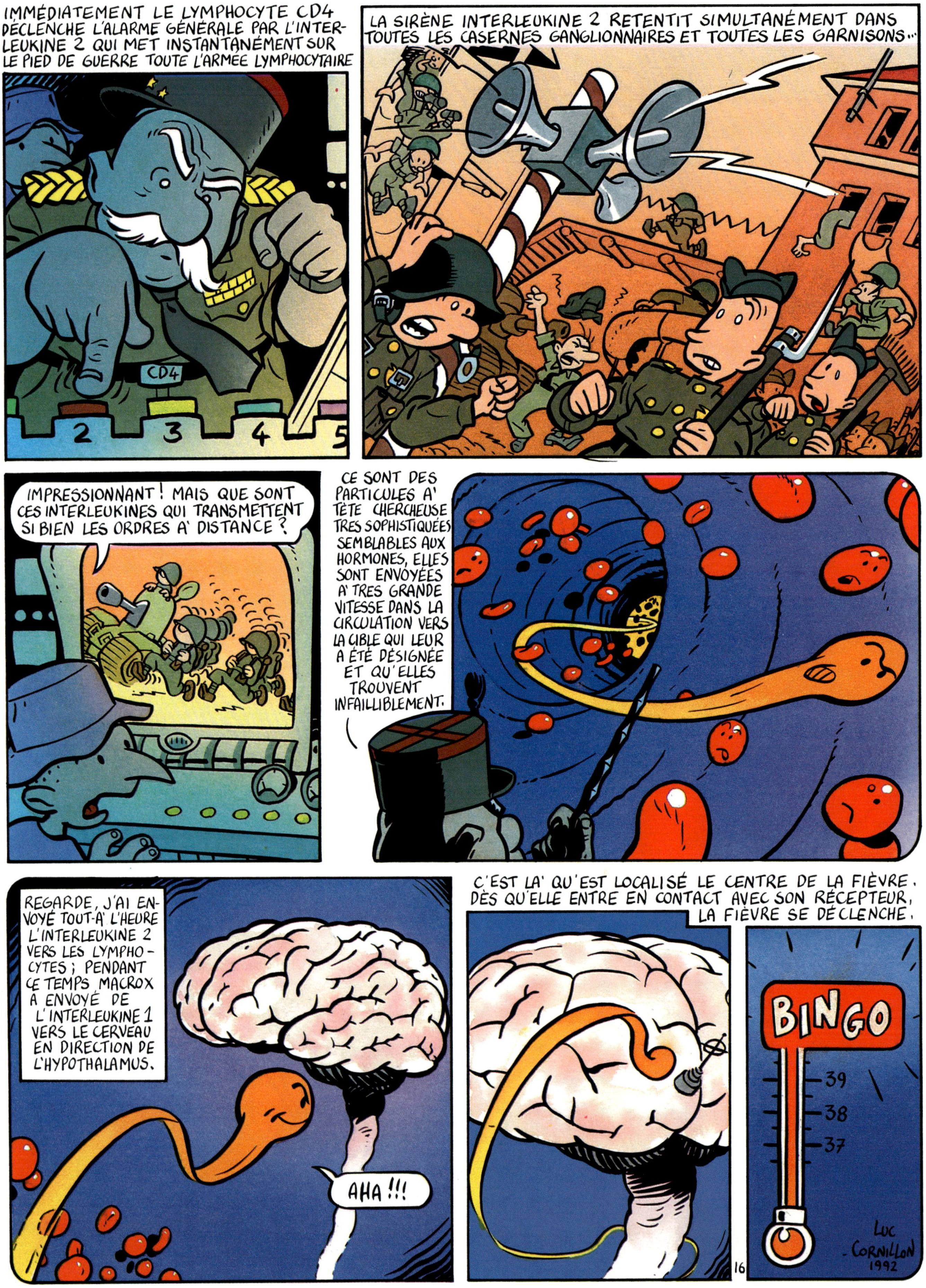
IMMÉDIATEMENT LE LYMPHOCYTE CD4 DÉCLENCHE L'ALARME GÉNÉRALE PAR L'INTERLEUKINE 2 QUI MET INSTANTANÉMENT SUR LE PIED DE GUERRE TOUTE L'ARMÉE LYMPHOCYTAIRE
CD4
2
3
4
5
LA SIRÈNE INTERLEUKINE 2 RETENTIT SIMULTANÉMENT DANS TOUTES LES CASERNES GANGLIONNAIRES ET TOUTES LES GARNISONS...
IMPRESSIONNANT ! MAIS QUE SONT CES INTERLEUKINES QUI TRANSMETTENT SI BIEN LES ORDRES À DISTANCE ?
CE SONT DES PARTICULES À TÊTE CHERCHEUSE TRÈS SOPHISTIQUÉES SEMBLABLES AUX HORMONES, ELLES SONT ENVOYÉES À TRÈS GRANDE VITESSE DANS LA CIRCULATION VERS LA CIBLE QUI LEUR A ÉTÉ DÉSIGNÉE ET QU'ELLES TROUVENT INFAILLIBLEMENT.
REGARDE, J'AI ENVOYÉ TOUT-À-L'HEURE L'INTERLEUKINE 2 VERS LES LYMPHOCYTES ; PENDANT CE TEMPS MACROX A ENVOYÉ DE L'INTERLEUKINE 1 VERS LE CERVEAU EN DIRECTION DE L'HYPOTHALAMUS.
AHA !!!
C'EST LÀ QU'EST LOCALISÉ LE CENTRE DE LA FIÈVRE. DÈS QU'ELLE ENTRE EN CONTACT AVEC SON RÉCEPTEUR, LA FIÈVRE SE DÉCLENCHE.
BINGO
39
38
37
16
LUC CORNILLON 1992

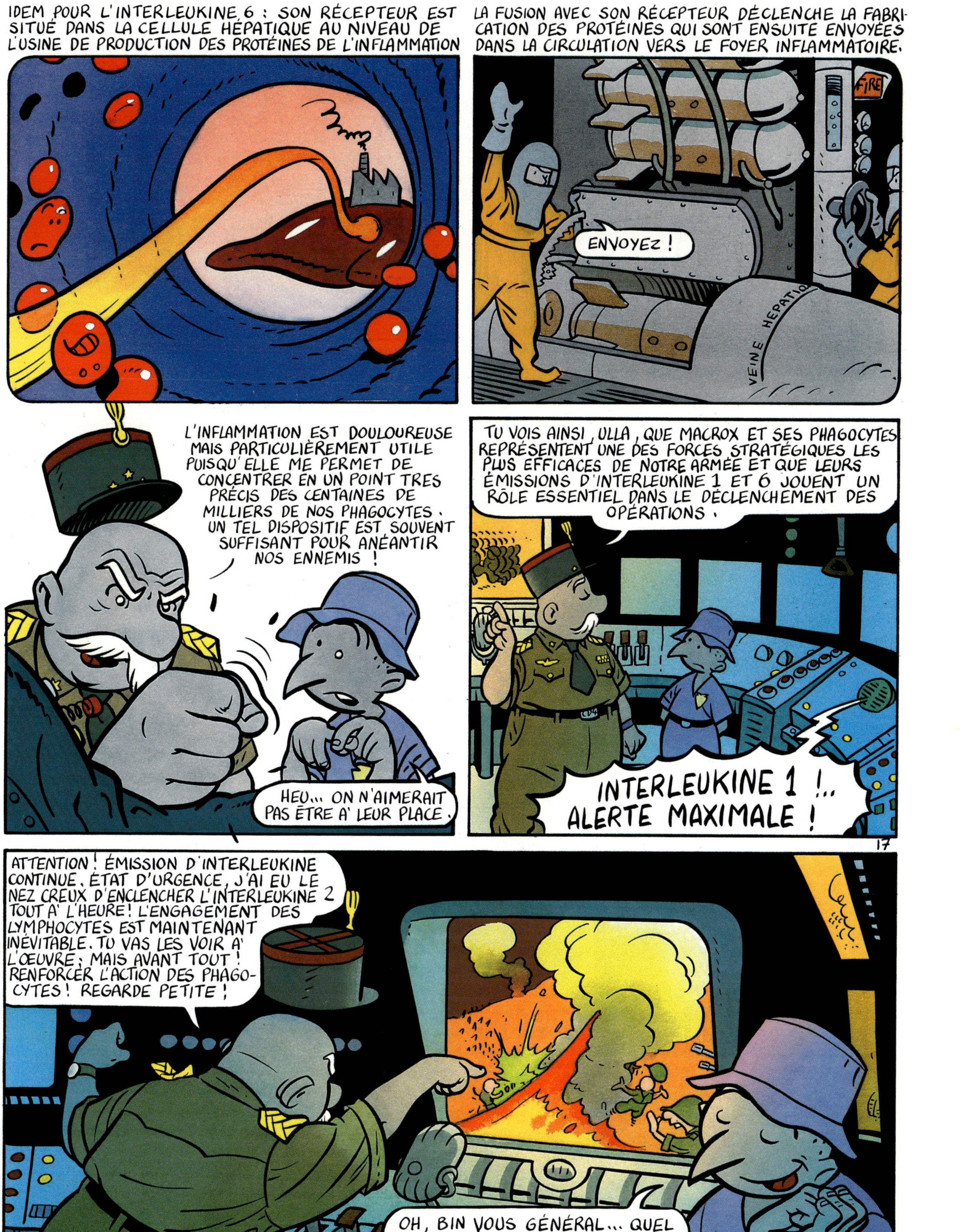
IDEM POUR L'INTERLEUKINE 6 : SON RÉCEPTEUR EST SITUÉ DANS LA CELLULE HÉPATIQUE AU NIVEAU DE L'USINE DE PRODUCTION DES PROTÉINES DE L'INFLAMMATION
LA FUSION AVEC SON RÉCEPTEUR DÉCLENCHE LA FABRICATION DES PROTÉINES QUI SONT ENSUITE ENVOYÉES DANS LA CIRCULATION VERS LE FOYER INFLAMMATOIRE.
FIRE
ENVOYEZ !
VEINE HÉPATIQ
L'INFLAMMATION EST DOULOUREUSE MAIS PARTICULIÈREMENT UTILE PUISQU'ELLE ME PERMET DE CONCENTRER EN UN POINT TRES PRÉCIS DES CENTAINES DE MILLIERS DE NOS PHAGOCYTES. UN TEL DISPOSITIF EST SOUVENT SUFFISANT POUR ANÉANTIR NOS ENNEMIS !
HEU... ON N'AIMERAIT PAS ÊTRE A' LEUR PLACE.
TU VOIS AINSI, ULLA, QUE MACROX ET SES PHAGOCYTES REPRÉSENTENT UNE DES FORCES STRATÉGIQUES LES PLUS EFFICACES DE NOTRE ARMÉE ET QUE LEURS ÉMISSIONS D'INTERLEUKINE 1 ET 6 JOUENT UN RÔLE ESSENTIEL DANS LE DÉCLENCHEMENT DES OPÉRATIONS.
INTERLEUKINE 1 !.. ALERTE MAXIMALE !
ATTENTION ! ÉMISSION D'INTERLEUKINE CONTINUE, ÉTAT D'URGENCE, J'AI EU LE NEZ CREUX D'ENCLENCHER L'INTERLEUKINE 2 TOUT A' L'HEURE ! L'ENGAGEMENT DES LYMPHOCYTES EST MAINTENANT INÉVITABLE. TU VAS LES VOIR A' L'ŒUVRE ; MAIS AVANT TOUT ! RENFORCER L'ACTION DES PHAGOCYTES ! REGARDE PETITE !
OH, BIN VOUS GÉNÉRAL... QUEL LYMPHOCYTE VOUS FAITES !

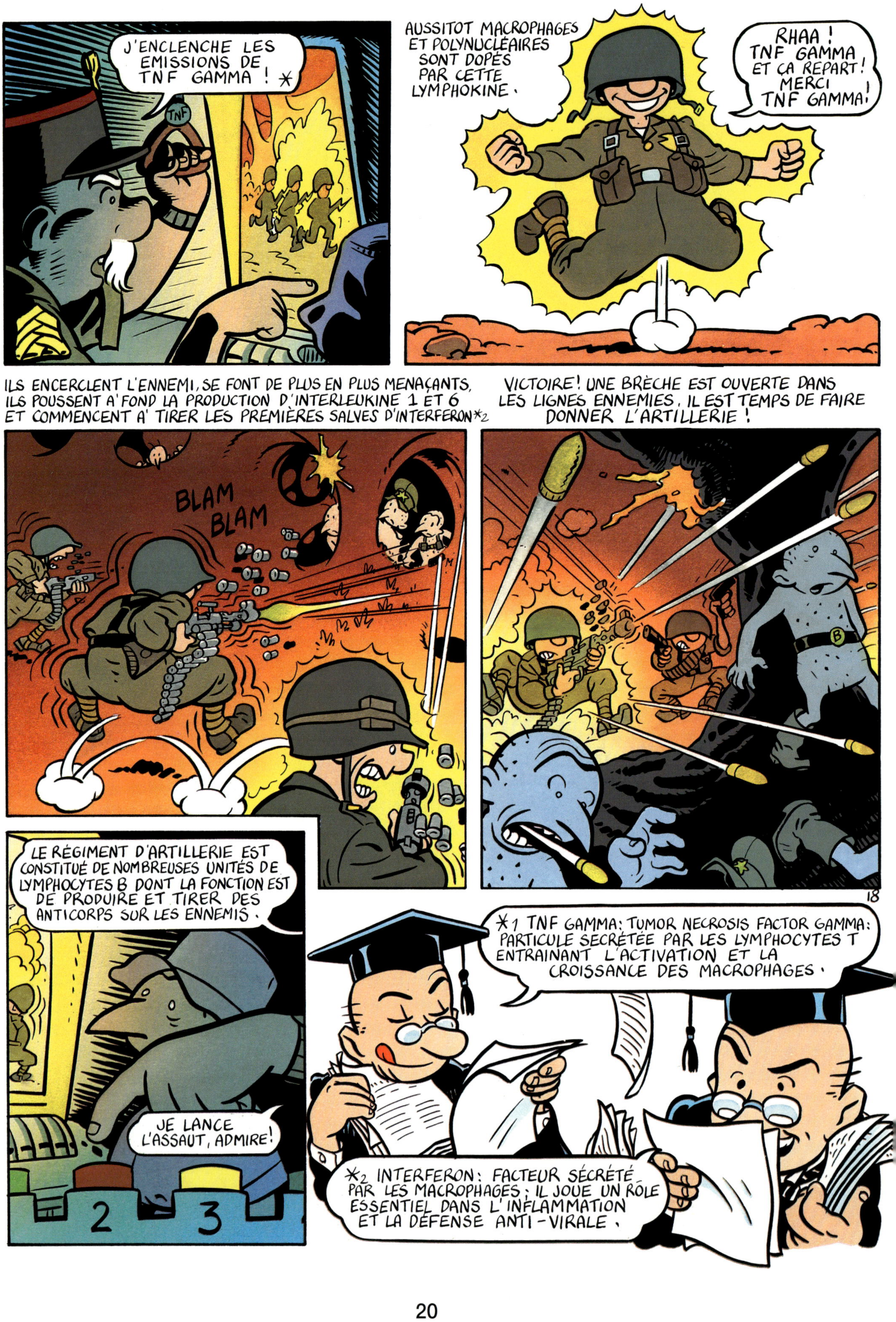

J'ENCLENCHE LES EMISSIONS DE TNF GAMMA ! *
TNF
AUSSITOT MACROPHAGES ET POLYNUCLÉAIRES SONT DOPÉS PAR CETTE LYMPHOKINE.
RHAA ! TNF GAMMA ET ÇA REPART ! MERCI TNF GAMMA !
ILS ENCERCLENT L'ENNEMI, SE FONT DE PLUS EN PLUS MENAÇANTS, ILS POUSSENT A' FOND LA PRODUCTION D'INTERLEUKINE 1 ET 6 ET COMMENCENT A' TIRER LES PREMIÈRES SALVES D'INTERFERON*2
BLAM BLAM
VICTOIRE ! UNE BRÈCHE EST OUVERTE DANS LES LIGNES ENNEMIES. IL EST TEMPS DE FAIRE DONNER L'ARTILLERIE !
B
LE RÉGIMENT D'ARTILLERIE EST CONSTITUÉ DE NOMBREUSES UNITÉS DE LYMPHOCYTES B DONT LA FONCTION EST DE PRODUIRE ET TIRER DES ANTICORPS SUR LES ENNEMIS.
JE LANCE L'ASSAUT, ADMIRE !
2
3
18
*1 TNF GAMMA: TUMOR NECROSIS FACTOR GAMMA: PARTICULE SECRÉTÉE PAR LES LYMPHOCYTES T ENTRAINANT L'ACTIVATION ET LA CROISSANCE DES MACROPHAGES.
*2 INTERFERON: FACTEUR SÉCRÉTÉ PAR LES MACROPHAGES; IL JOUE UN RÔLE ESSENTIEL DANS L'INFLAMMATION ET LA DÉFENSE ANTI-VIRALE.

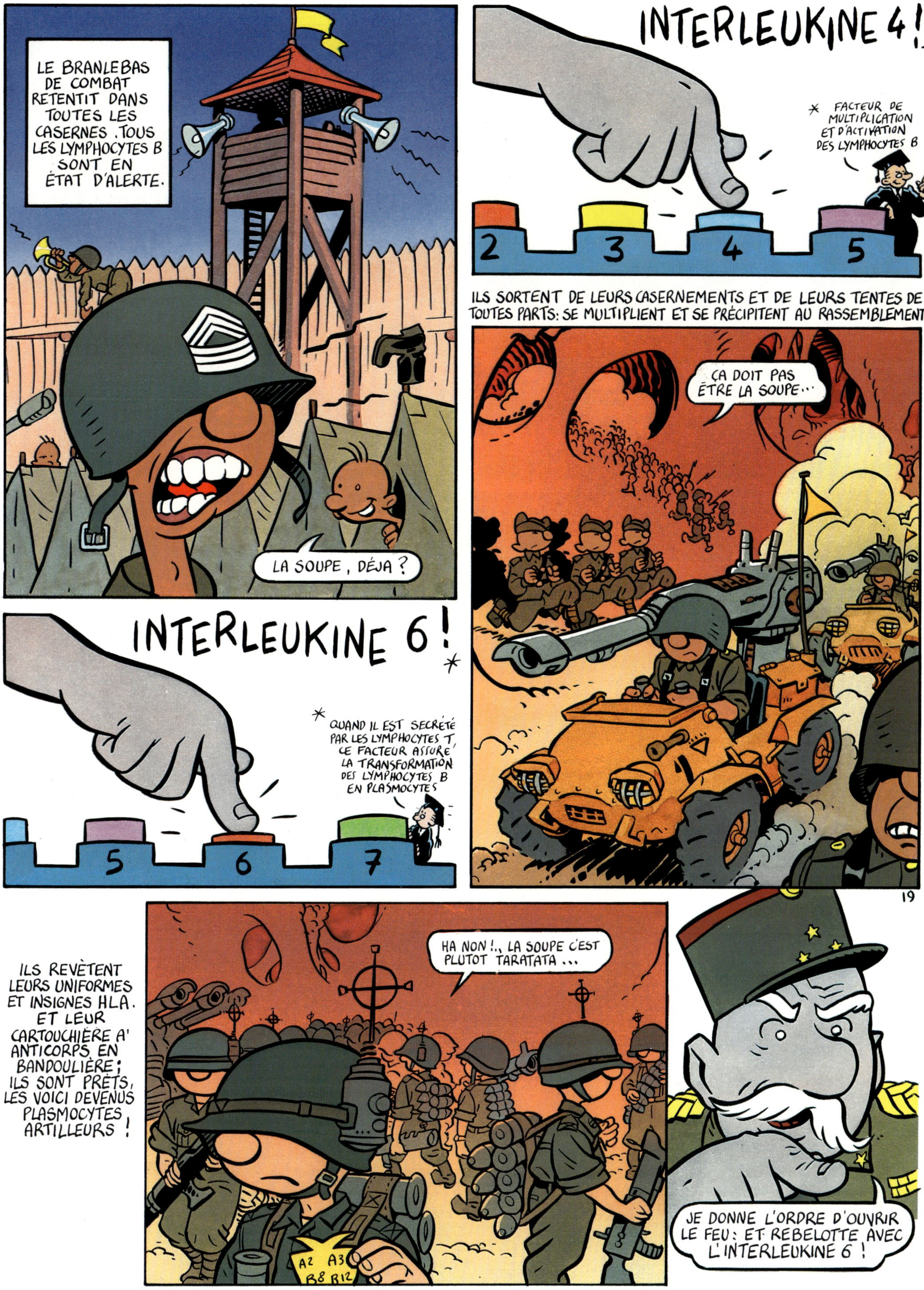
LE BRANLEBAS DE COMBAT RETENTIT DANS TOUTES LES CASERNES. TOUS LES LYMPHOCYTES B SONT EN ÉTAT D'ALERTE.
LA SOUPE, DÉJA ?
INTERLEUKINE 4 !*
* FACTEUR DE MULTIPLICATION ET D'ACTIVATION DES LYMPHOCYTES B
2 3 4 5
ILS SORTENT DE LEURS CASERNEMENTS ET DE LEURS TENTES DE TOUTES PARTS: SE MULTIPLIENT ET SE PRÉCIPITENT AU RASSEMBLEMENT.
ÇA DOIT PAS ÊTRE LA SOUPE...
INTERLEUKINE 6 !*
* QUAND IL EST SECRÉTÉ PAR LES LYMPHOCYTES T, CE FACTEUR ASSURE LA TRANSFORMATION DES LYMPHOCYTES B EN PLASMOCYTES
5 6 7
19
ILS REVÊTENT LEURS UNIFORMES ET INSIGNES HLA. ET LEUR CARTOUCHIÈRE A' ANTICORPS EN BANDOULIÈRE; ILS SONT PRÊTS, LES VOICI DEVENUS PLASMOCYTES ARTILLEURS !
HA NON !., LA SOUPE C'EST PLUTOT TARATATA...
A2 A3 B8 B12
JE DONNE L'ORDRE D'OUVRIR LE FEU: ET REBELOTTE AVEC L'INTERLEUKINE 6 !

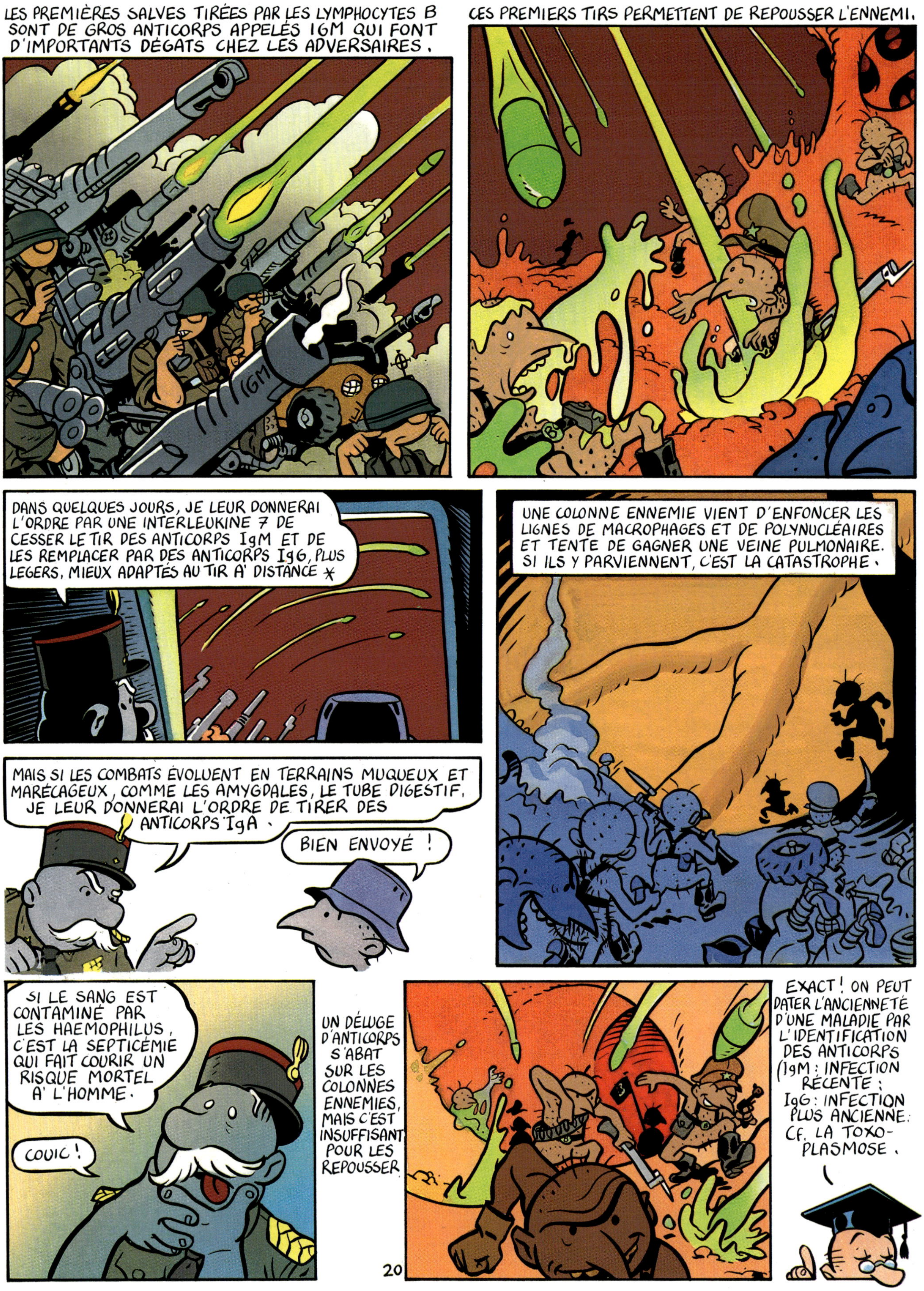
LES PREMIÈRES SALVES TIRÉES PAR LES LYMPHOCYTES B SONT DE GROS ANTICORPS APPELÉS IGM QUI FONT D'IMPORTANTS DÉGATS CHEZ LES ADVERSAIRES.
IGM
CES PREMIERS TIRS PERMETTENT DE REPOUSSER L'ENNEMI.
DANS QUELQUES JOURS, JE LEUR DONNERAI L'ORDRE PAR UNE INTERLEUKINE 7 DE CESSER LE TIR DES ANTICORPS IgM ET DE LES REMPLACER PAR DES ANTICORPS IgG, PLUS LEGERS, MIEUX ADAPTÉS AU TIR A' DISTANCE *
UNE COLONNE ENNEMIE VIENT D'ENFONCER LES LIGNES DE MACROPHAGES ET DE POLYNUCLÉAIRES ET TENTE DE GAGNER UNE VEINE PULMONAIRE. SI ILS Y PARVIENNENT, C'EST LA CATASTROPHE.
MAIS SI LES COMBATS ÉVOLUENT EN TERRAINS MUQUEUX ET MARÉCAGEUX, COMME LES AMYGDALES, LE TUBE DIGESTIF, JE LEUR DONNERAI L'ORDRE DE TIRER DES ANTICORPS IgA.
BIEN ENVOYÉ !
SI LE SANG EST CONTAMINÉ PAR LES HAEMOPHILUS, C'EST LA SEPTICÉMIE QUI FAIT COURIR UN RISQUE MORTEL A' L'HOMME.
COUIC !
UN DÉLUGE D'ANTICORPS S'ABAT SUR LES COLONNES ENNEMIES, MAIS C'EST INSUFFISANT POUR LES REPOUSSER
20
EXACT ! ON PEUT DATER L'ANCIENNETÉ D'UNE MALADIE PAR L'IDENTIFICATION DES ANTICORPS (IgM : INFECTION RÉCENTE ; IgG : INFECTION PLUS ANCIENNE. Cf. LA TOXOPLASMOSE.

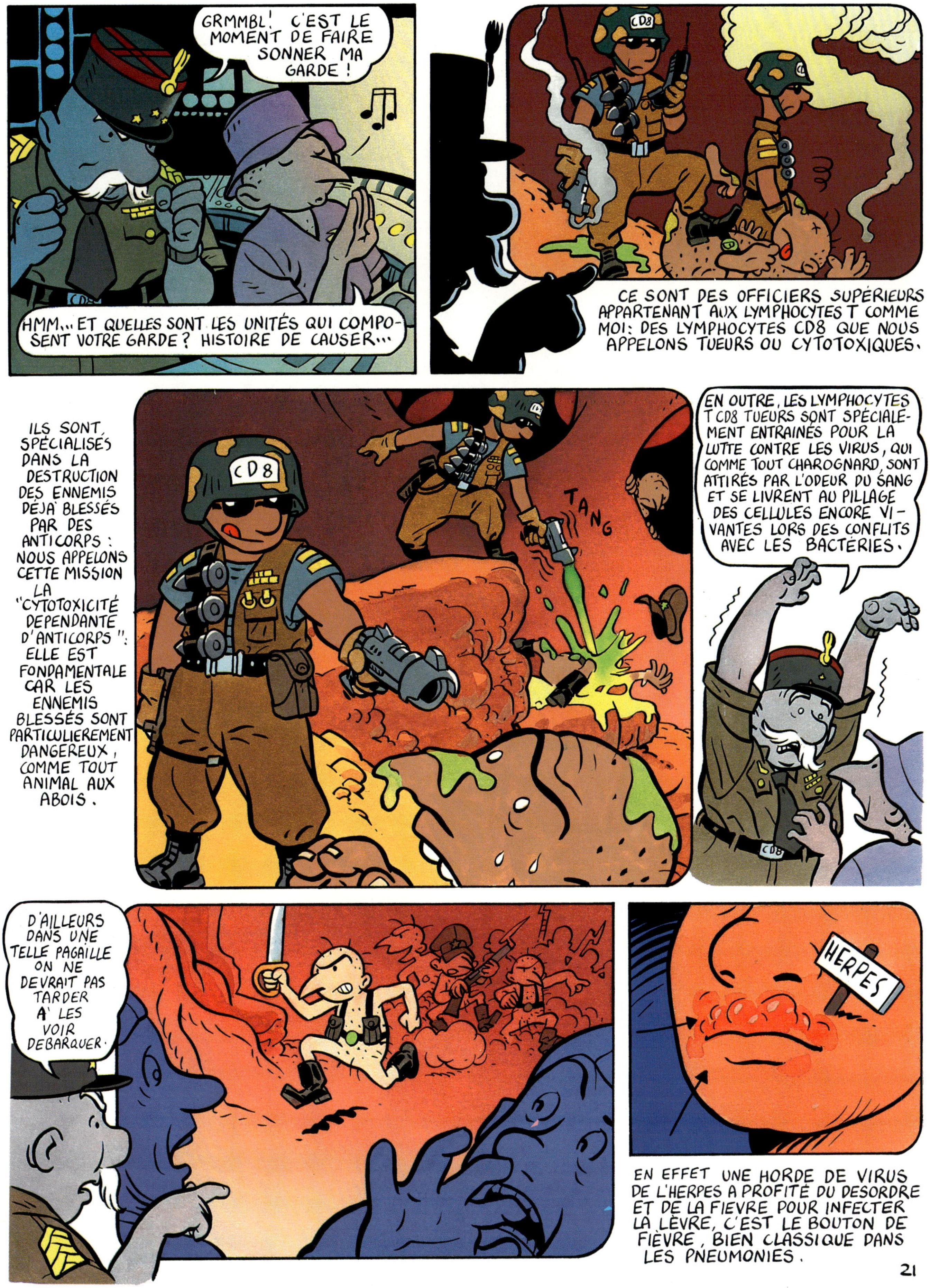
GRMMBL! C'EST LE MOMENT DE FAIRE SONNER MA GARDE !
HMM... ET QUELLES SONT LES UNITÉS QUI COMPOSENT VOTRE GARDE ? HISTOIRE DE CAUSER...
CD8
CE SONT DES OFFICIERS SUPÉRIEURS APPARTENANT AUX LYMPHOCYTES T COMME MOI : DES LYMPHOCYTES CD8 QUE NOUS APPELONS TUEURS OU CYTOTOXIQUES.
ILS SONT SPÉCIALISÉS DANS LA DESTRUCTION DES ENNEMIS DÉJÀ BLESSÉS PAR DES ANTICORPS : NOUS APPELONS CETTE MISSION LA "CYTOTOXICITÉ DÉPENDANTE D'ANTICORPS" : ELLE EST FONDAMENTALE CAR LES ENNEMIS BLESSÉS SONT PARTICULIÈREMENT DANGEREUX, COMME TOUT ANIMAL AUX ABOIS.
CD8
TANG
EN OUTRE, LES LYMPHOCYTES T CD8 TUEURS SONT SPÉCIALEMENT ENTRAINÉS POUR LA LUTTE CONTRE LES VIRUS, QUI COMME TOUT CHAROGNARD, SONT ATTIRÉS PAR L'ODEUR DU SANG ET SE LIVRENT AU PILLAGE DES CELLULES ENCORE VIVANTES LORS DES CONFLITS AVEC LES BACTÉRIES.
D'AILLEURS DANS UNE TELLE PAGAILLE ON NE DEVRAIT PAS TARDER À LES VOIR DÉBARQUER.
HERPES
EN EFFET UNE HORDE DE VIRUS DE L'HERPES A PROFITÉ DU DÉSORDRE ET DE LA FIÈVRE POUR INFECTER LA LÈVRE, C'EST LE BOUTON DE FIÈVRE, BIEN CLASSIQUE DANS LES PNEUMONIES.
21

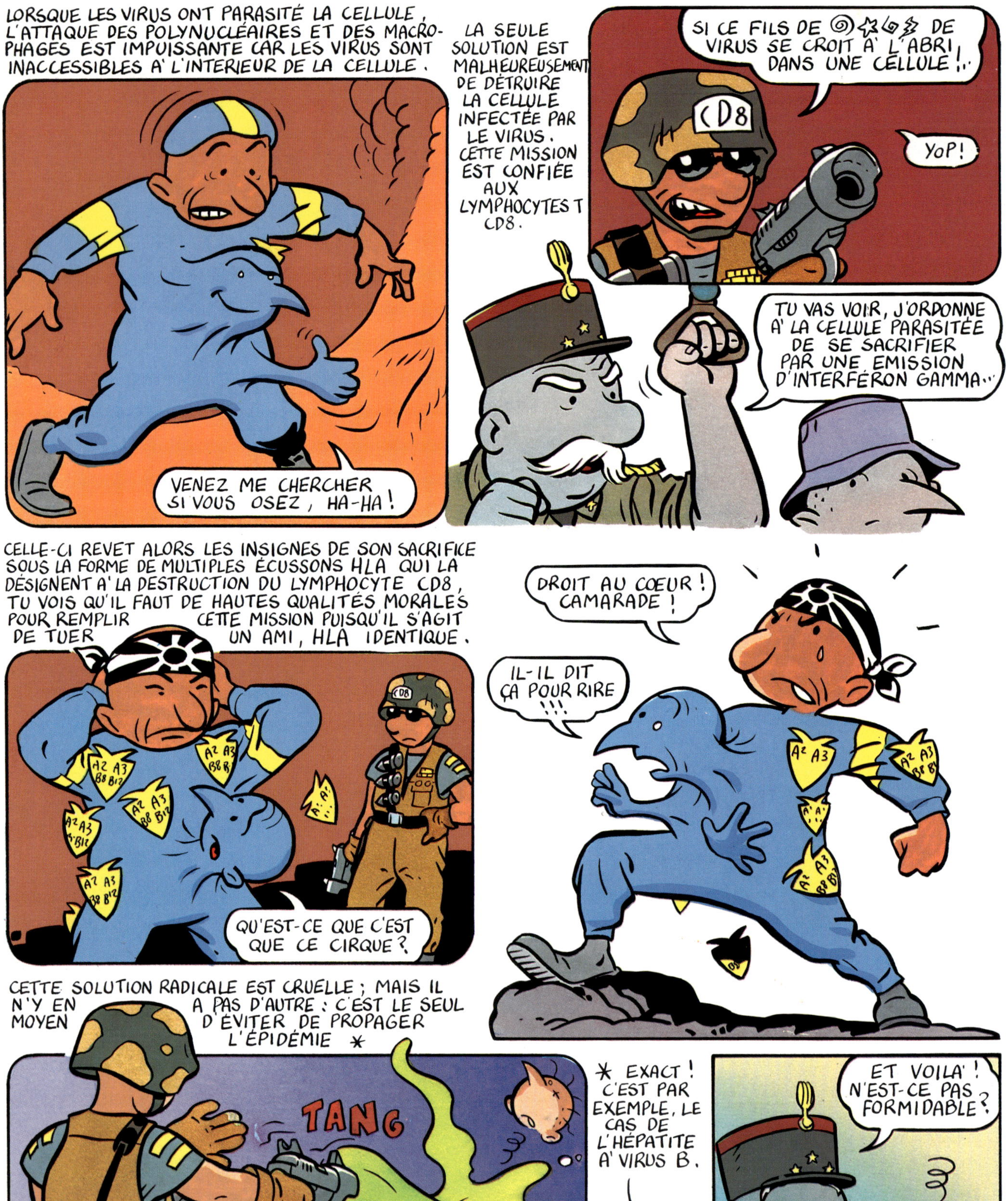
LORSQUE LES VIRUS ONT PARASITÉ LA CELLULE, L'ATTAQUE DES POLYNUCLÉAIRES ET DES MACROPHAGES EST IMPUISSANTE CAR LES VIRUS SONT INACCESSIBLES A' L'INTERIEUR DE LA CELLULE.
VENEZ ME CHERCHER SI VOUS OSEZ, HA-HA!
LA SEULE SOLUTION EST MALHEUREUSEMENT DE DÉTRUIRE LA CELLULE INFECTÉE PAR LE VIRUS. CETTE MISSION EST CONFIÉE AUX LYMPHOCYTES T CD8.
SI CE FILS DE DE VIRUS SE CROIT A' L'ABRI DANS UNE CELLULE!..
CD8
YoP!
TU VAS VOIR, J'ORDONNE A' LA CELLULE PARASITÉE DE SE SACRIFIER PAR UNE EMISSION D'INTERFÉRON GAMMA...
CELLE-CI REVET ALORS LES INSIGNES DE SON SACRIFICE SOUS LA FORME DE MULTIPLES ÉCUSSONS HLA QUI LA DÉSIGNENT A' LA DESTRUCTION DU LYMPHOCYTE CD8, TU VOIS QU'IL FAUT DE HAUTES QUALITÉS MORALES POUR REMPLIR CETTE MISSION PUISQU'IL S'AGIT DE TUER UN AMI, HLA IDENTIQUE.
QU'EST-CE QUE C'EST QUE CE CIRQUE?
DROIT AU COEUR! CAMARADE!
IL-IL DIT ÇA POUR RIRE !!!
CETTE SOLUTION RADICALE EST CRUELLE; MAIS IL N'Y EN A PAS D'AUTRE: C'EST LE SEUL MOYEN D'ÉVITER DE PROPAGER L'ÉPIDÉMIE *
TANG
* EXACT! C'EST PAR EXEMPLE, LE CAS DE L'HÉPATITE A' VIRUS B.
ET VOILA'! N'EST-CE PAS FORMIDABLE?
SU-SUPERBE...
22

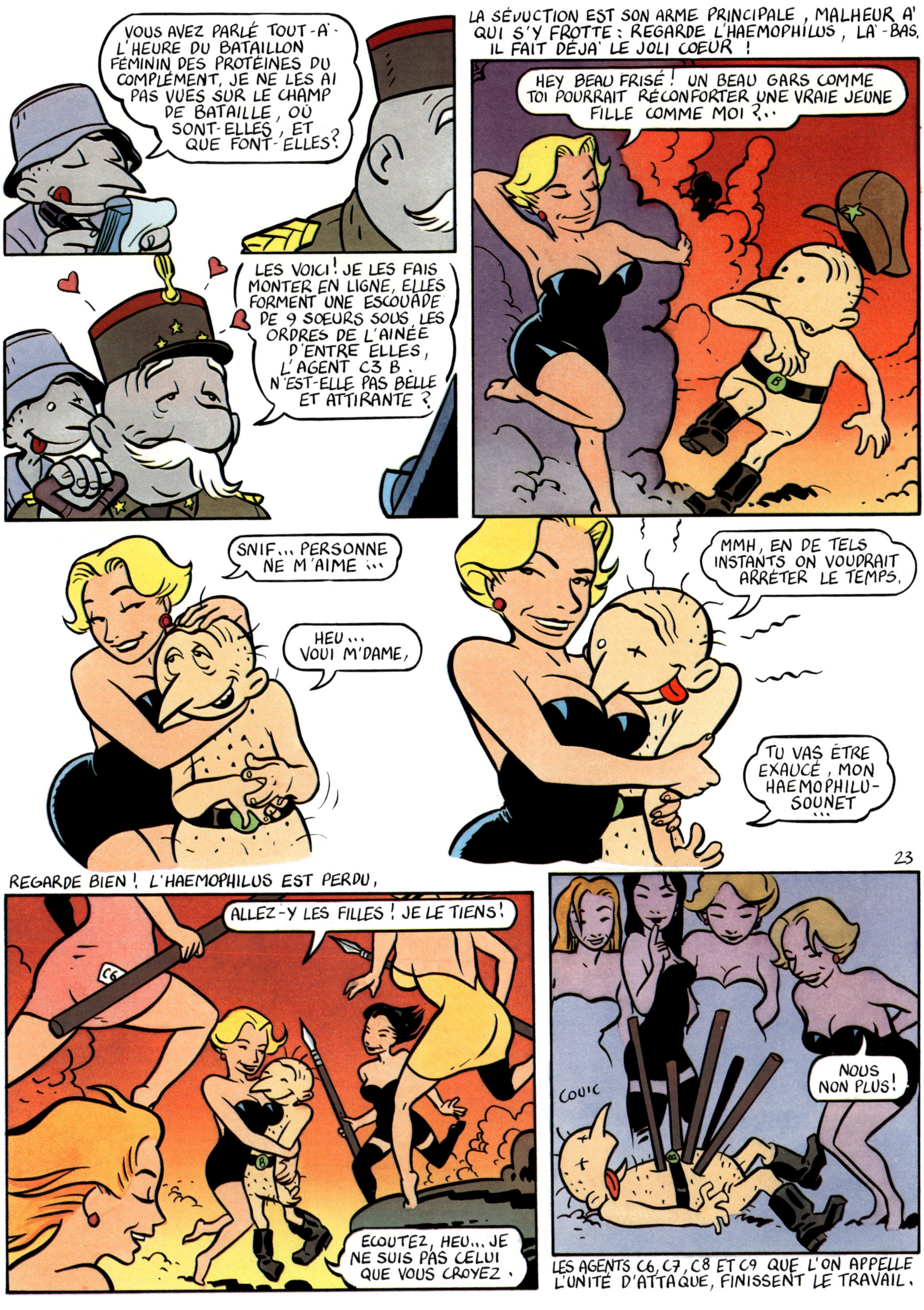
VOUS AVEZ PARLÉ TOUT-A-L'HEURE DU BATAILLON FÉMININ DES PROTÉINES DU COMPLÉMENT, JE NE LES AI PAS VUES SUR LE CHAMP DE BATAILLE, OÙ SONT-ELLES, ET QUE FONT-ELLES?
LES VOICI! JE LES FAIS MONTER EN LIGNE, ELLES FORMENT UNE ESCOUADE DE 9 SOEURS SOUS LES ORDRES DE L'AINÉE D'ENTRE ELLES, L'AGENT C3 B. N'EST-ELLE PAS BELLE ET ATTIRANTE?
LA SÉDUCTION EST SON ARME PRINCIPALE, MALHEUR A' QUI S'Y FROTTE: REGARDE L'HAEMOPHILUS, LA'-BAS, IL FAIT DÉJA' LE JOLI COEUR!
HEY BEAU FRISÉ! UN BEAU GARS COMME TOI POURRAIT RÉCONFORTER UNE VRAIE JEUNE FILLE COMME MOI?..
SNIF... PERSONNE NE M'AIME...
HEU... VOUI M'DAME,
MMH, EN DE TELS INSTANTS ON VOUDRAIT ARRÊTER LE TEMPS.
TU VAS ÊTRE EXAUCÉ, MON HAEMOPHILU-SOUNET...
23
REGARDE BIEN! L'HAEMOPHILUS EST PERDU,
ALLEZ-Y LES FILLES! JE LE TIENS!
C6
ECOUTEZ, HEU... JE NE SUIS PAS CELUI QUE VOUS CROYEZ.
COUIC
NOUS NON PLUS!
LES AGENTS C6, C7, C8 ET C9 QUE L'ON APPELLE L'UNITÉ D'ATTAQUE, FINISSENT LE TRAVAIL.

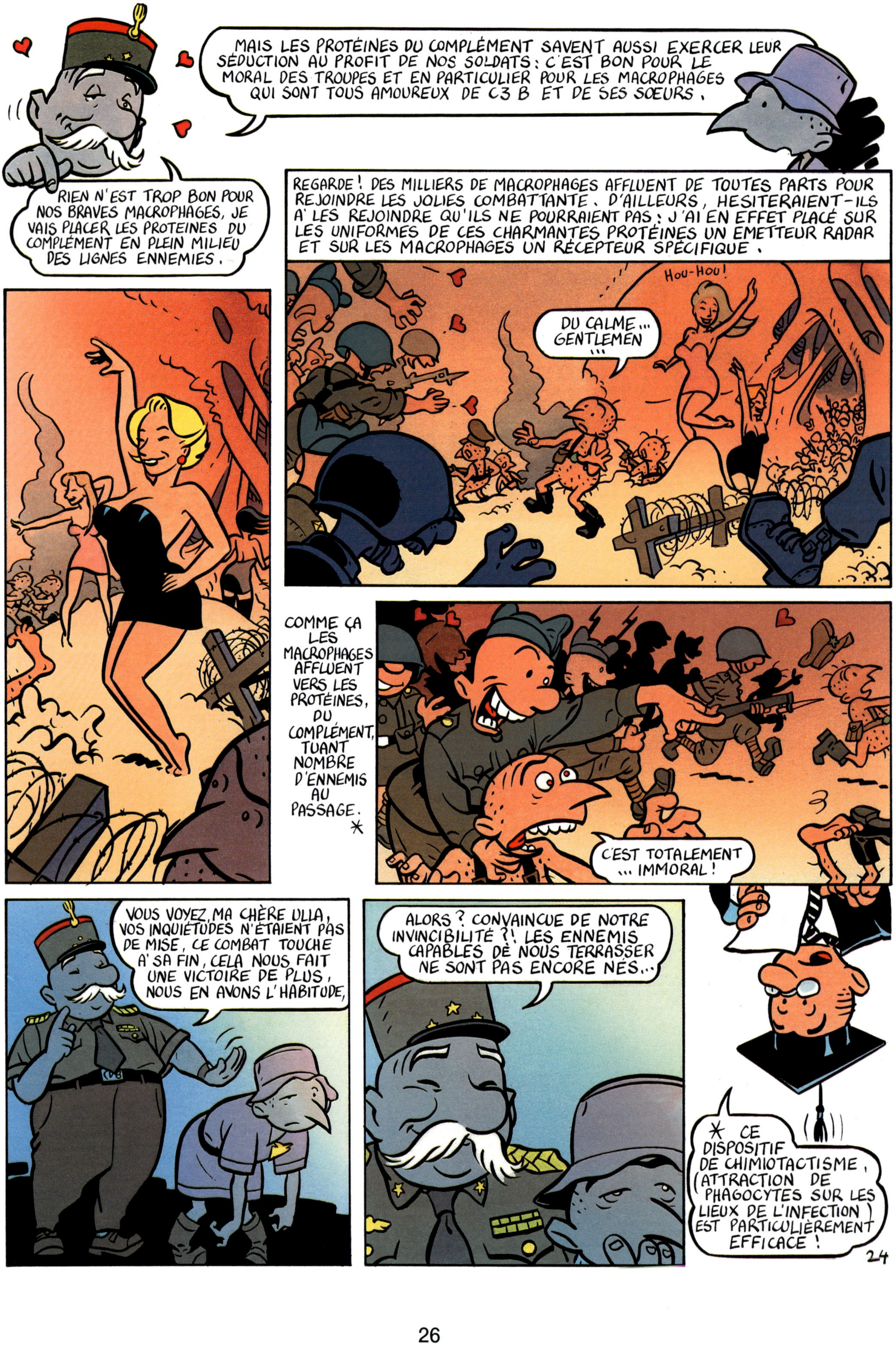

MAIS LES PROTÉINES DU COMPLÉMENT SAVENT AUSSI EXERCER LEUR SÉDUCTION AU PROFIT DE NOS SOLDATS : C'EST BON POUR LE MORAL DES TROUPES ET EN PARTICULIER POUR LES MACROPHAGES QUI SONT TOUS AMOUREUX DE C3 B ET DE SES SOEURS.
RIEN N'EST TROP BON POUR NOS BRAVES MACROPHAGES, JE VAIS PLACER LES PROTEINES DU COMPLÉMENT EN PLEIN MILIEU DES LIGNES ENNEMIES.
REGARDE ! DES MILLIERS DE MACROPHAGES AFFLUENT DE TOUTES PARTS POUR REJOINDRE LES JOLIES COMBATTANTE. D'AILLEURS, HESITERAIENT-ILS A LES REJOINDRE QU'ILS NE POURRAIENT PAS : J'AI EN EFFET PLACÉ SUR LES UNIFORMES DE CES CHARMANTES PROTÉINES UN EMETTEUR RADAR ET SUR LES MACROPHAGES UN RÉCEPTEUR SPÉCIFIQUE.
HOU-HOU !
DU CALME... GENTLEMEN ...
COMME ÇA LES MACROPHAGES AFFLUENT VERS LES PROTÉINES, DU COMPLÉMENT, TUANT NOMBRE D'ENNEMIS AU PASSAGE. *
C'EST TOTALEMENT ... IMMORAL !
VOUS VOYEZ, MA CHÈRE ULLA, VOS INQUIÉTUDES N'ÉTAIENT PAS DE MISE, CE COMBAT TOUCHE A SA FIN, CELA NOUS FAIT UNE VICTOIRE DE PLUS, NOUS EN AVONS L'HABITUDE,
ALORS ? CONVAINCUE DE NOTRE INVINCIBILITÉ ?! LES ENNEMIS CAPABLES DE NOUS TERRASSER NE SONT PAS ENCORE NÉS...
* CE DISPOSITIF DE CHIMIOTACTISME, (ATTRACTION DE PHAGOCYTES SUR LES LIEUX DE L'INFECTION) EST PARTICULIÈREMENT EFFICACE !
24

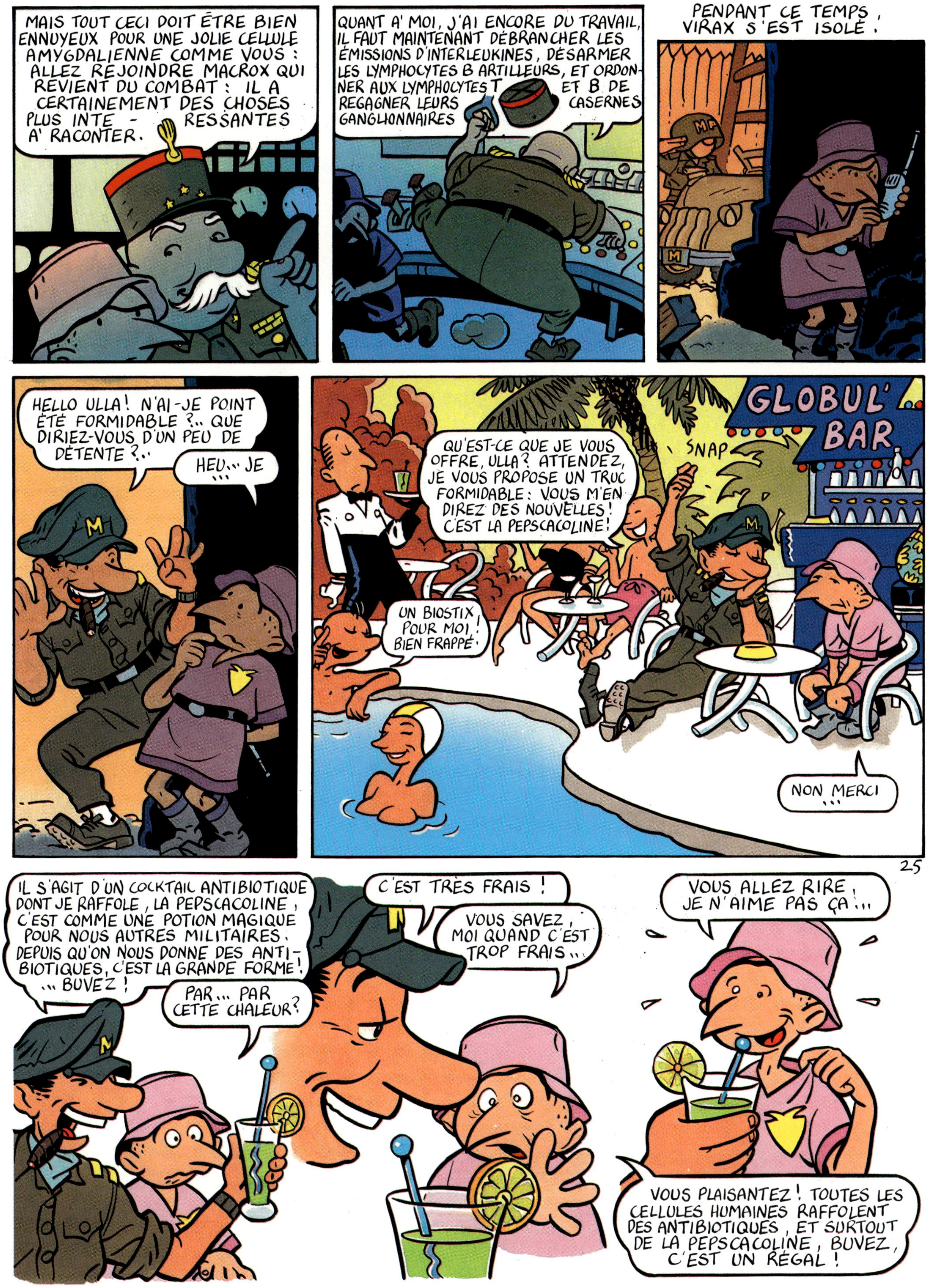

MAIS TOUT CECI DOIT ÊTRE BIEN ENNUYEUX POUR UNE JOLIE CELLULE AMYGDALIENNE COMME VOUS : ALLEZ REJOINDRE MACROX QUI REVIENT DU COMBAT : IL A CERTAINEMENT DES CHOSES PLUS INTE - RESSANTES A' RACONTER.
QUANT A' MOI, J'AI ENCORE DU TRAVAIL, IL FAUT MAINTENANT DÉBRANCHER LES ÉMISSIONS D'INTERLEUKINES, DÉSARMER LES LYMPHOCYTES B ARTILLEURS, ET ORDONNER AUX LYMPHOCYTES T ET B DE REGAGNER LEURS CASERNES GANGLIONNAIRES
PENDANT CE TEMPS, VIRAX S'EST ISOLÉ.
HELLO ULLA! N'AI-JE POINT ÉTÉ FORMIDABLE ?... QUE DIRIEZ-VOUS D'UN PEU DE DÉTENTE ?...
HEU... JE ...
GLOBUL' BAR
SNAP
QU'EST-CE QUE JE VOUS OFFRE, ULLA? ATTENDEZ, JE VOUS PROPOSE UN TRUC FORMIDABLE: VOUS M'EN DIREZ DES NOUVELLES! C'EST LA PEPSCACOLINE!
UN BIOSTIX POUR MOI! BIEN FRAPPÉ!
NON MERCI ...
IL S'AGIT D'UN COCKTAIL ANTIBIOTIQUE DONT JE RAFFOLE, LA PEPSCACOLINE, C'EST COMME UNE POTION MAGIQUE POUR NOUS AUTRES MILITAIRES. DEPUIS QU'ON NOUS DONNE DES ANTIBIOTIQUES, C'EST LA GRANDE FORME! ... BUVEZ!
PAR... PAR CETTE CHALEUR?
C'EST TRÈS FRAIS!
VOUS SAVEZ, MOI QUAND C'EST TROP FRAIS...
VOUS ALLEZ RIRE, JE N'AIME PAS ÇA!...
VOUS PLAISANTEZ! TOUTES LES CELLULES HUMAINES RAFFOLENT DES ANTIBIOTIQUES, ET SURTOUT DE LA PEPSCACOLINE, BUVEZ, C'EST UN RÉGAL!
25

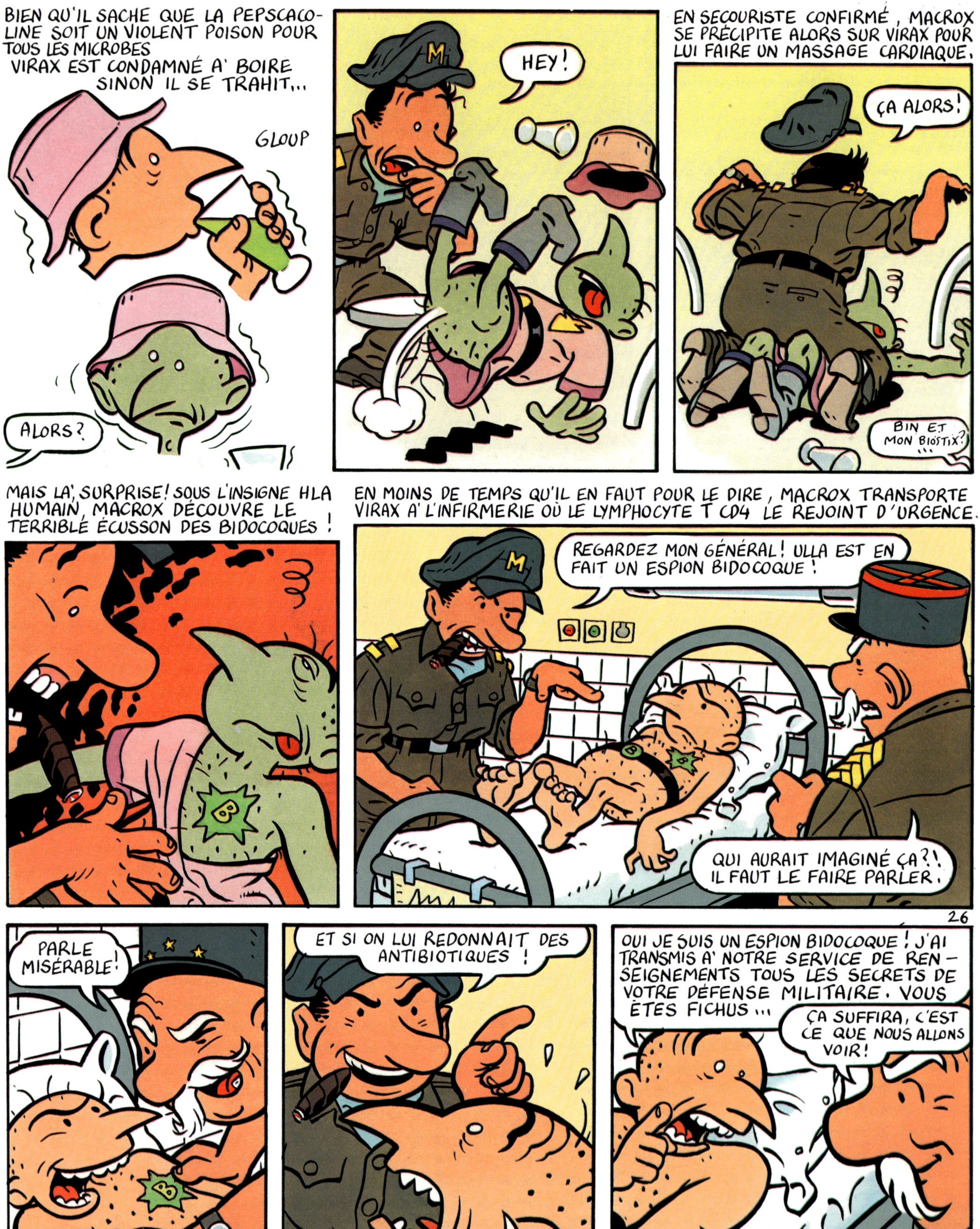
BIEN QU'IL SACHE QUE LA PEPSCACOLINE SOIT UN VIOLENT POISON POUR TOUS LES MICROBES VIRAX EST CONDAMNÉ A' BOIRE SINON IL SE TRAHIT...
GLOUP
ALORS?
HEY!
EN SECOURISTE CONFIRMÉ, MACROX SE PRÉCIPITE ALORS SUR VIRAX POUR LUI FAIRE UN MASSAGE CARDIAQUE.
ÇA ALORS!
BIN ET MON BIOSTIX? ...
MAIS LA', SURPRISE! SOUS L'INSIGNE HLA HUMAIN, MACROX DÉCOUVRE LE TERRIBLE ÉCUSSON DES BIDOCOQUES!
EN MOINS DE TEMPS QU'IL EN FAUT POUR LE DIRE, MACROX TRANSPORTE VIRAX A' L'INFIRMERIE OÙ LE LYMPHOCYTE T CD4 LE REJOINT D'URGENCE.
REGARDEZ MON GÉNÉRAL! ULLA EST EN FAIT UN ESPION BIDOCOQUE!
QUI AURAIT IMAGINÉ ÇA?! IL FAUT LE FAIRE PARLER.
26
PARLE MISÉRABLE!
JAMAIS! RIEN NE ME FERA PARLER!
ET SI ON LUI REDONNAIT DES ANTIBIOTIQUES!
JE PARLERAI! JE VEUX PARLER! J'EXIGE QU'ON ME LAISSE PARLER!
OUI JE SUIS UN ESPION BIDOCOQUE! J'AI TRANSMIS A' NOTRE SERVICE DE RENSEIGNEMENTS TOUS LES SECRETS DE VOTRE DÉFENSE MILITAIRE. VOUS ÊTES FICHUS...
ÇA SUFFIRA, C'EST CE QUE NOUS ALLONS VOIR!
...DE PLUS SAVEZ-VOUS CE QUE FAIT NOTRE ROI TOUS LES MATINS A' 11H30? ET BIEN IL...

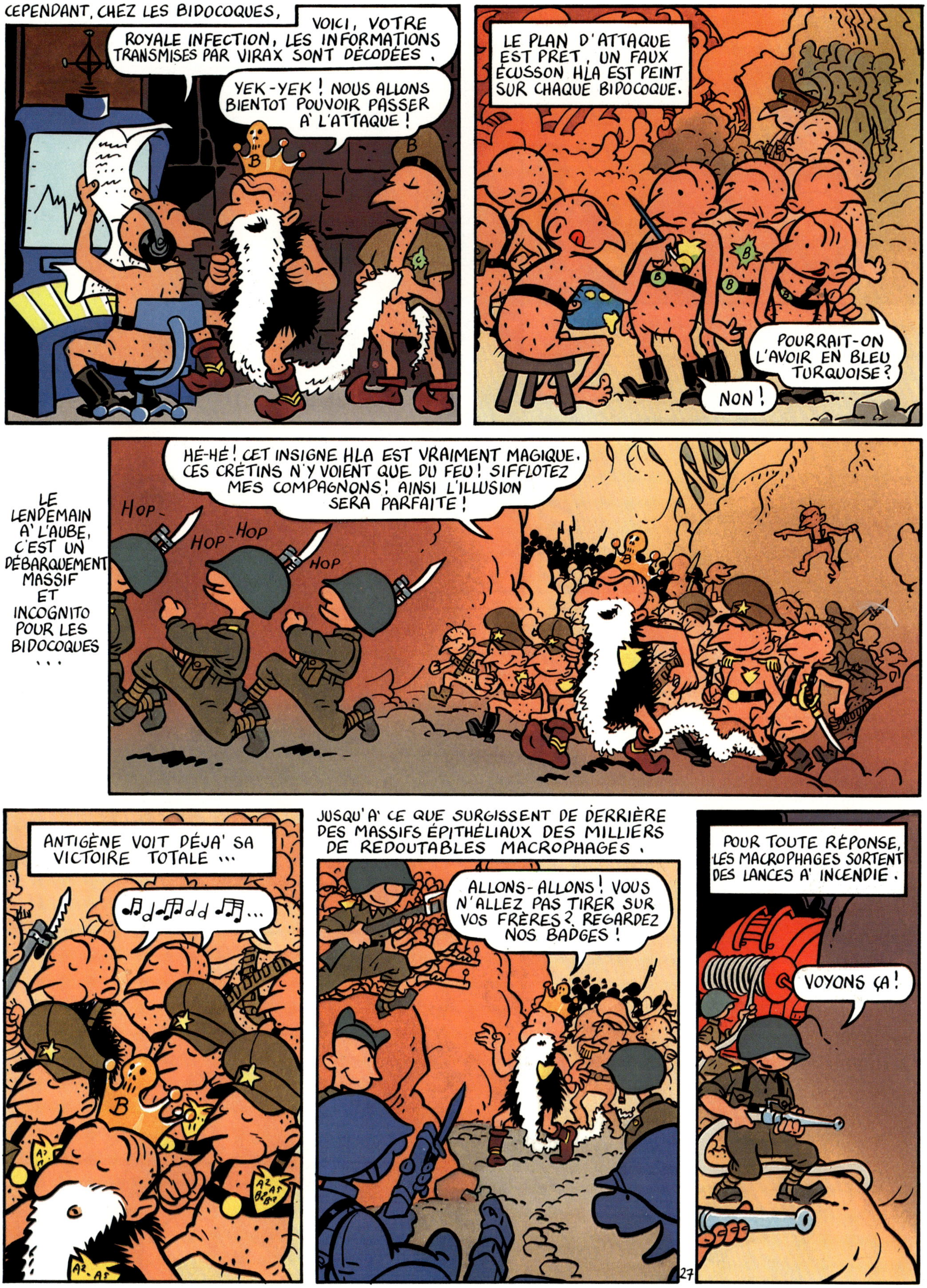
CEPENDANT, CHEZ LES BIDOCOQUES,
VOICI, VOTRE ROYALE INFECTION, LES INFORMATIONS TRANSMISES PAR VIRAX SONT DÉCODÉES.
YEK-YEK ! NOUS ALLONS BIENTOT POUVOIR PASSER A' L'ATTAQUE !
LE PLAN D'ATTAQUE EST PRET, UN FAUX ÉCUSSON HLA EST PEINT SUR CHAQUE BIDOCOQUE.
POURRAIT-ON L'AVOIR EN BLEU TURQUOISE ?
NON !
LE LENDEMAIN A' L'AUBE, C'EST UN DÉBARQUEMENT MASSIF ET INCOGNITO POUR LES BIDOCOQUES...
HÉ-HÉ ! CET INSIGNE HLA EST VRAIMENT MAGIQUE. CES CRÉTINS N'Y VOIENT QUE DU FEU ! SIFFLOTEZ MES COMPAGNONS ! AINSI L'ILLUSION SERA PARFAITE !
HOP-
HOP-HOP
HOP
ANTIGÈNE VOIT DÉJA' SA VICTOIRE TOTALE ...
JUSQU'A' CE QUE SURGISSENT DE DERRIÈRE DES MASSIFS ÉPITHÉLIAUX DES MILLIERS DE REDOUTABLES MACROPHAGES.
ALLONS-ALLONS ! VOUS N'ALLEZ PAS TIRER SUR VOS FRÈRES ? REGARDEZ NOS BADGES !
POUR TOUTE RÉPONSE, LES MACROPHAGES SORTENT DES LANCES A' INCENDIE.
VOYONS ÇA !

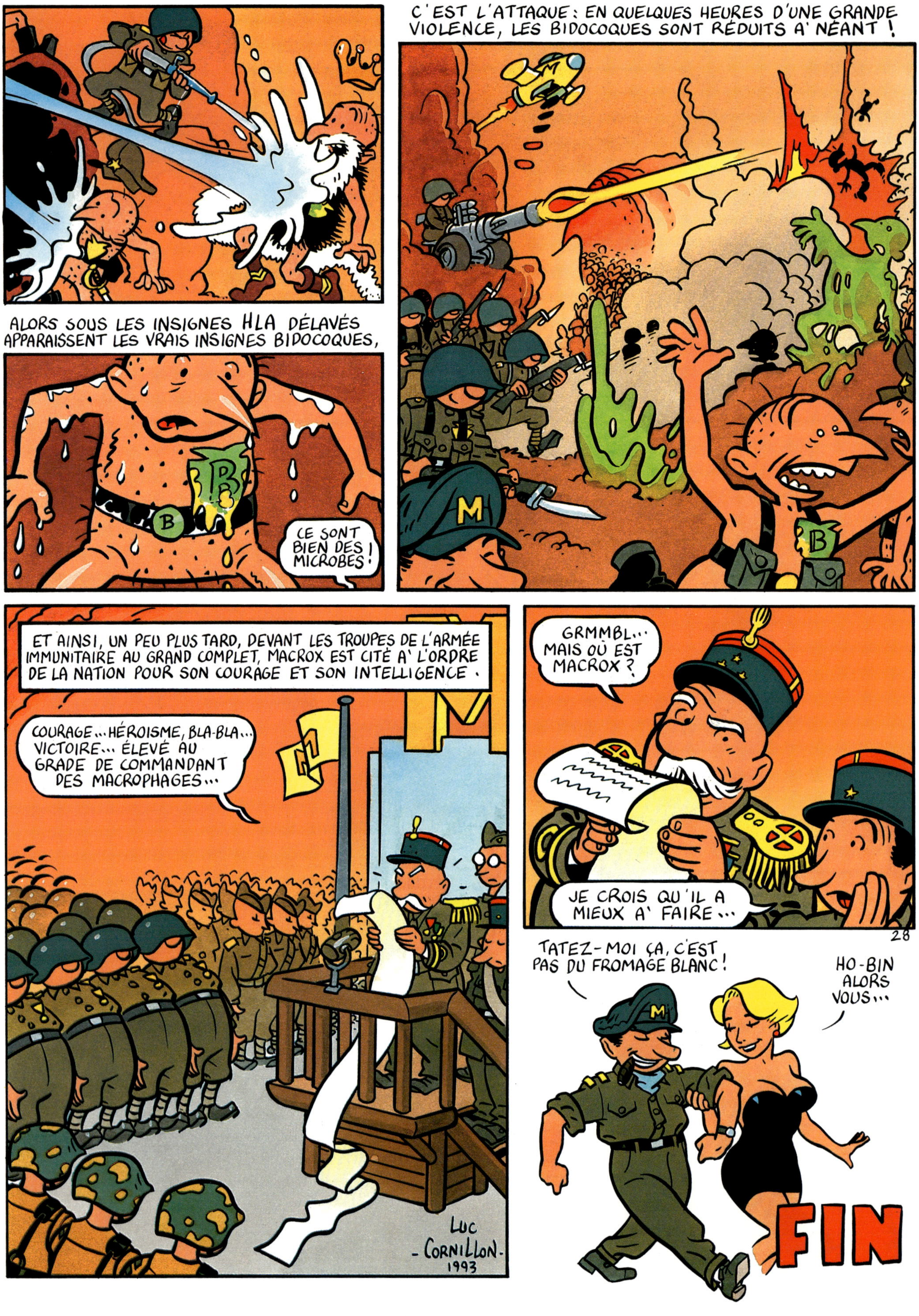

C'EST L'ATTAQUE : EN QUELQUES HEURES D'UNE GRANDE VIOLENCE, LES BIDOCOQUES SONT RÉDUITS A' NÉANT !
ALORS SOUS LES INSIGNES HLA DÉLAVÉS APPARAISSENT LES VRAIS INSIGNES BIDOCOQUES,
CE SONT BIEN DES MICROBES !
ET AINSI, UN PEU PLUS TARD, DEVANT LES TROUPES DE L'ARMÉE IMMUNITAIRE AU GRAND COMPLET, MACROX EST CITÉ A' L'ORDRE DE LA NATION POUR SON COURAGE ET SON INTELLIGENCE.
COURAGE... HÉROISME, BLA-BLA... VICTOIRE... ÉLEVÉ AU GRADE DE COMMANDANT DES MACROPHAGES...
GRMMBL... MAIS OÙ EST MACROX ?
JE CROIS QU'IL A MIEUX A' FAIRE...
28
TATEZ-MOI ÇA, C'EST PAS DU FROMAGE BLANC !
HO-BIN ALORS VOUS...
FIN
LUC CORNILLON 1993

# POUR EN SAVOIR PLUS...

## SYSTÈME IMMUNITAIRE ET LUTTE ANTI-INFECTIEUSE

En face d'un agresseur (Antigène) la riposte immunitaire fait appel à des cellules spécialisées : **les Phagocytes** et les **Lymphocytes**, qui interviennent soit par une action directe (destruction de l'Antigène), soit par l'intermédiaire d'une production d'Anticorps ; en outre ces cellules, qui se reconnaissent entre elles par leurs Antigènes d'histocompatibilité (HLA) produisent des substances : les Interleukines qui assurent la transmission des informations d'une part entre elles et d'autre part avec les organes (cerveau, foie, moelle osseuse...).

## LES PHAGOCYTES

### POLYNUCLÉAIRE

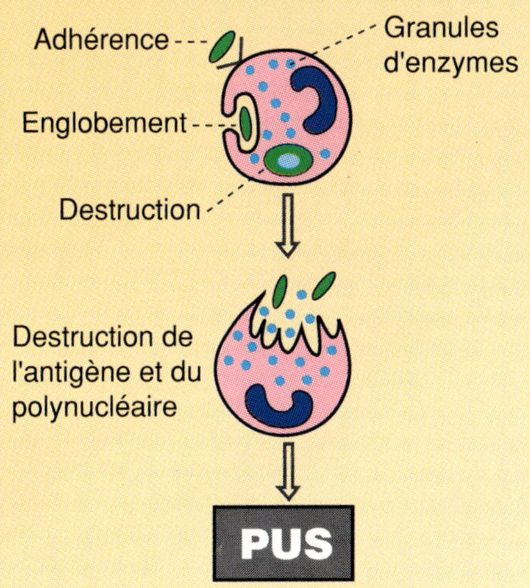


### MACROPHAGE

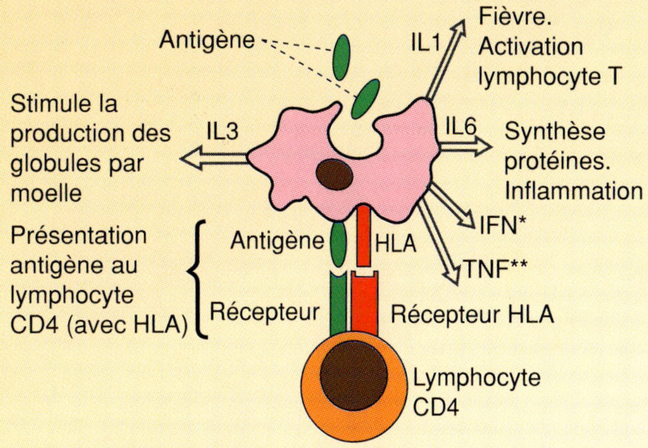


** IFN = Interféron : "Antibiotique" contre virus et cellules du cancer*
*** TNF = Stimule phagocytes ; substance anti-cancéreuse*

## LES LYMPHOCYTES

### LYMPHOCYTES B : artillerie

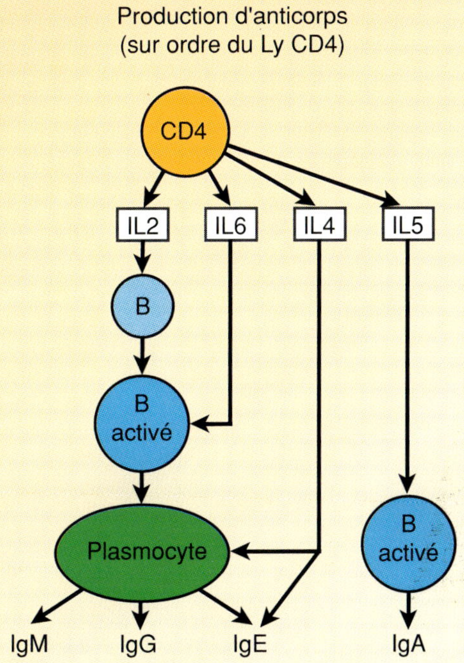


### LYMPHOCYTES T

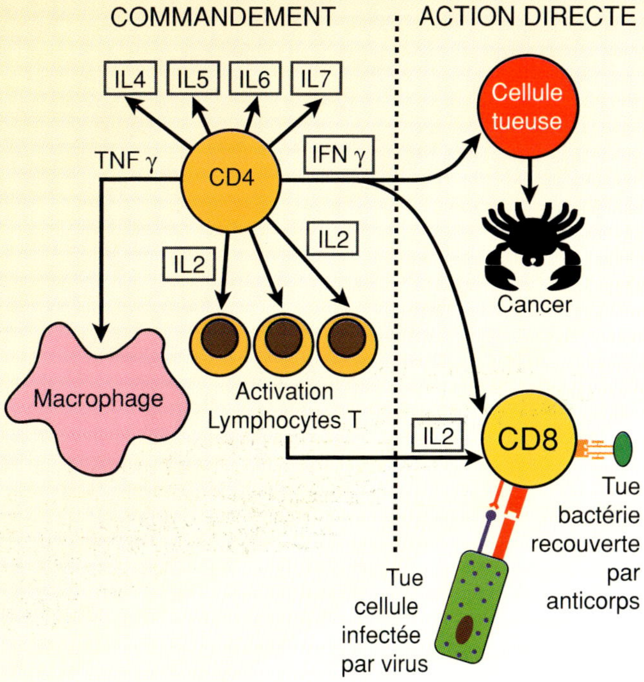

# SCHÉMA GÉNÉRAL DE L'ACTIVATION DU SYSTÈME IMMUNITAIRE

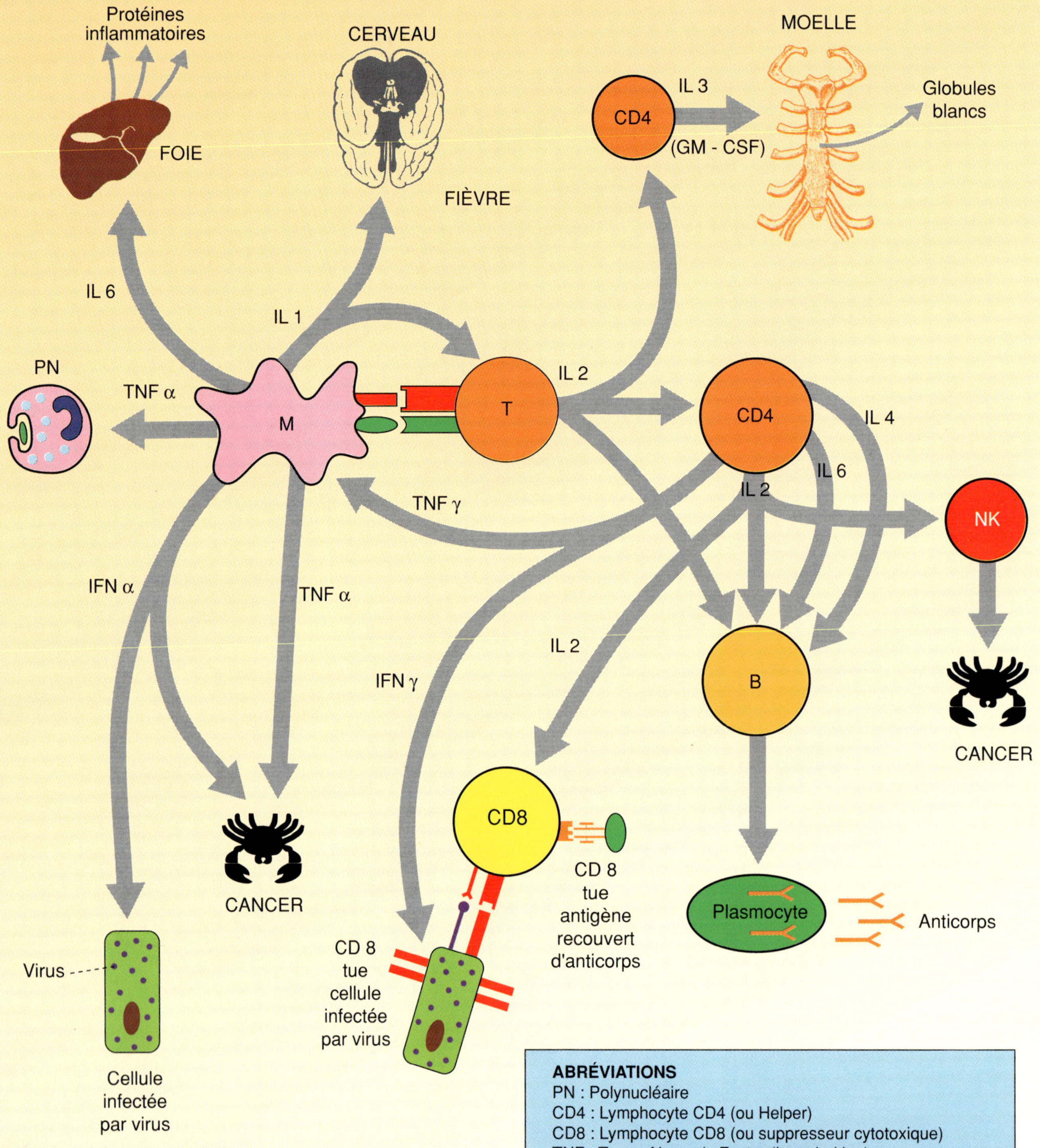


**ABRÉVIATIONS**
PN : Polynucléaire
CD4 : Lymphocyte CD4 (ou Helper)
CD8 : Lymphocyte CD8 (ou suppresseur cytotoxique)
TNF : Tumor Necrosis Factor (Lymphokine)
IFN : Interféron
IL 1, IL 2, IL 3, IL 4, IL 6 : Interleukines sécrétées par le macrophage ou le lymphocyte T